Sven-David Müller-Nothmann
Christiane Weißenberger

Ernährungsratgeber Diabetes – Genießen erlaubt

schlütersche

Bibliografische Information der Deutschen Nationalbibliothek

Die Deutsche Nationalbibliothek verzeichnet diese Publikation in der Deutschen Nationalbibliografie; detaillierte bibliografische Daten sind im Internet über http://dnb.ddb.de/ abrufbar.

ISBN 978-3-89993-529-5

Anschrift der Autoren:
Sven-David Müller-Nothmann
Gotenring 37
50667 Köln (Deutz)
E-Mail: info@svendavidmueller.de

Christiane Weißenberger
Lärchenstraße 15
97440 Werneck
E-Mail: Christiane.Weissenberger@Weissenberger-finanz.de

Fotos:
art-media-studio Uyanik: 24; bedo: 52, 64; Maria Brzostowska: 22; Jacek Chabraszewski: 34; cipryanu: 29; deardone: 32; emmi: 104; Die Feder: 75; Fotolia: 60; Andriy Doriy: 73; Liv Friis-larsen: 97; geotrac: 15; Anton Gvozdikov: 118; Hergaard Photography: 65; Holz Marketing: 99; ivp: 19; Iwka: 40; Bernd Kröger: 71; 85; Yannik Labbe: 21; Philippe Leridon: 43; Madelaide: 42; MEV: Seite 5 unten, 18, 20, 66, 69, 74, 119, 120, 121, 122, 125, 128, 133; MH Fotodesign: 76: OlgaLIS: 46; Tyler Olson: 130; Massimiliano Pieraccini: 63; Adam Przezak: 12; Reefer: 49; Tina Rencelj: 83; Nicolas Samet – Objectifs Saveurs: 59; Andrzej Solnica: 129; Peter Spiro: 44; Stockphotonyc: 11; tln: 68; Andrzej Tokarski: 53, 58; Martine Wagner: 88; Wandmacher, Ingo: 3 oben, 37, 39, 45, 47, 51, 56, 61, 66, 70, 77, 78, 79, 81, 88, 89, 91, 103, 107, 109, 111, 112, 114, 117, 123, 127, 131, 132, 134; matka_Wariatka: 30; Xmagination: 57; Anatoliy Zavodskov: 115; Zolwik: 80; Magda Zurawska: 31

Abkürzungen:

EL	=	Esslöffel
e. V.	=	eingetragener Verein
F. i. Tr.	=	Fettgehalt in der Trockenmasse
g	=	Gramm
geh.	=	gehackt
gem.	=	gemahlen
getr.	=	getrocknet
ger.	=	gerieben
I. E.	=	Internationale Einheiten (Mengenangabe)
kcal	=	Kilokalorien
kg	=	Kilogramm
kJ	=	Kilojoule (4,18 Kilojoule = 1 Kilokalorie)
mg	=	Milligramm
ml	=	Milliliter
Msp.	=	Messerspitze
Pck.	=	Päckchen
TL	=	Teelöffel

Gestaltung: Schlütersche Verlagsgesellschaft mbH & Co. KG
Satz: Die Feder GmbH, Wetzlar
Druck und Bindung: Werbedruck GmbH Horst Schreckhase, Spangenberg

Sven-David Müller-Nothmann
Christiane Weißenberger

Ernährungsratgeber Diabetes – Genießen erlaubt

Inhalt

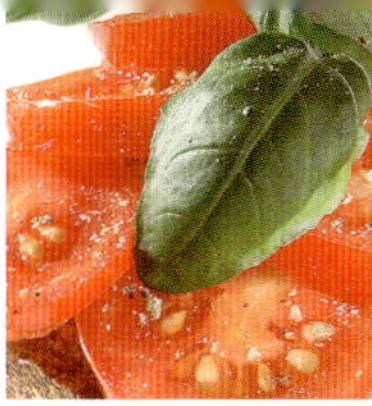
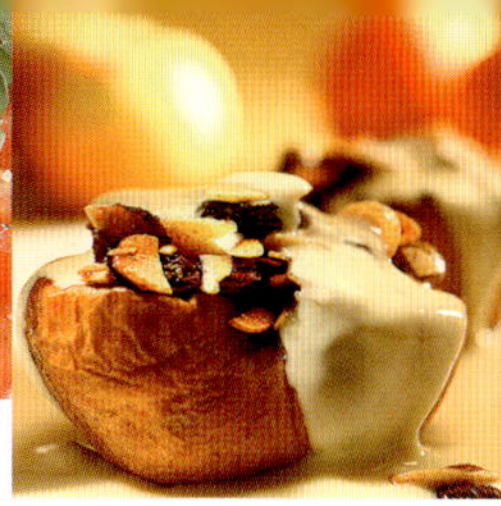
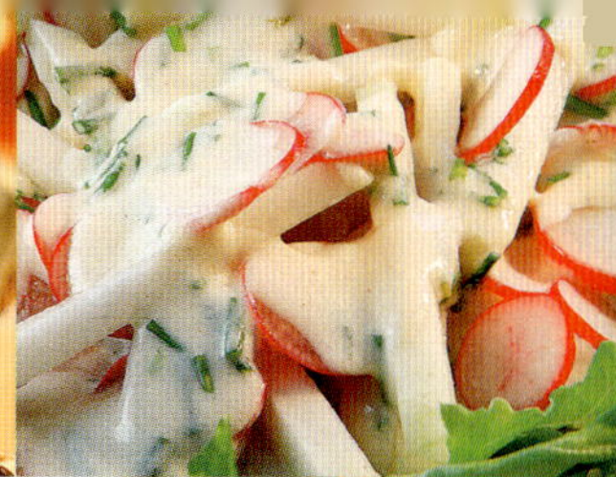
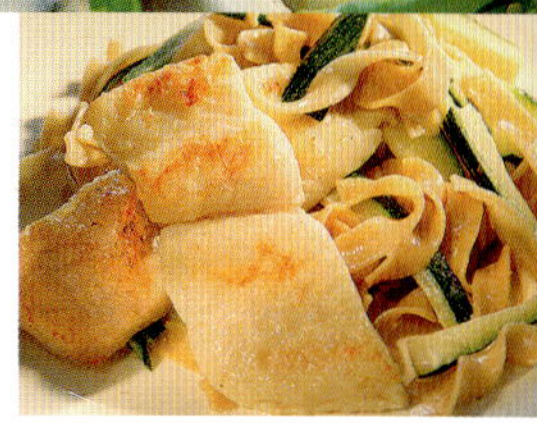

Vorwort 7

Geleitwort
von Prof. Dr. med. Hubertus Wietholz 9

Einführung 11
Volkskrankheit Diabetes 11
Was ist Diabetes mellitus Typ 1, was Diabetes mellitus Typ 2? 12
Was Sie über Insulin und den Blutzucker wissen sollten 14
Therapie des Diabetes mellitus 15

Richtig essen und trinken bei Diabetes mellitus 17
Übergewicht ist der Feind aller Diabetiker 17
Zu viele Kalorien schlagen zu B(a)uche! 18
Unterschiede in der Ernährung von Typ-1- und Typ-2-Diabetikern 19
Diabetiker müssen keine Angst vor Kohlenhydraten haben 20
Ballaststoffe regulieren den Blutzucker und machen satt 20
Dürfen Diabetiker Zucker essen? . . . 21
Tipps zu den verschiedenen Zuckerarten 22
Sind Kohlenhydrate wirklich schlecht für die Gesundheit und die Figur? . . 24
Macht der GLYX dick und krank? . . . 24
Wie Sie den Zucker ersetzen können 25

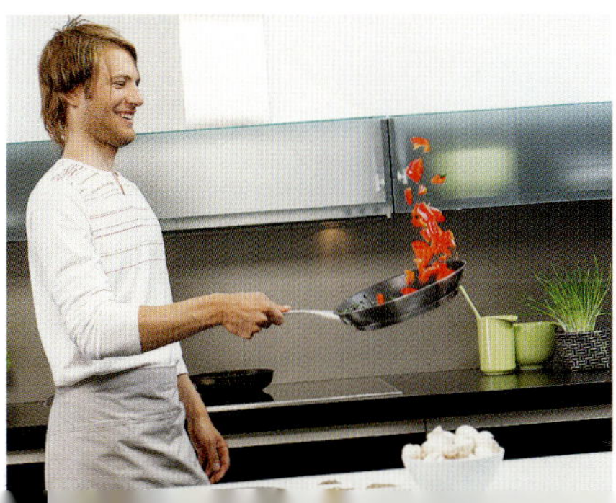

Eiweiß und Fett in der diabetesgerechten Ernährung 26
Zink und Chrom bei Diabetes mellitus 27
Richtig trinken bei Diabetes mellitus 28

30 Tipps für das tägliche Leben 29

Musterpläne 35
Tagesplan für insulinpflichtige Typ-1-Diabetiker 35
Tagesplan für übergewichtige Typ-2-Diabetiker 36

Kernig-frische Frühstücke 37
Exotischer Obstsalat 38
Frischkornmüsli 40
Haferflockenmüsli 41
Fitness-Frühstück 42
Vollkornmüsli mit Früchten 43
Frischer Obstsalat 44
Sonntagsfrühstück 46

Kräftige Suppen und Soßen 47
Holsteiner Schlemmersuppe 48
Steckrübeneintopf 50
Tomaten-Kartoffel-Minestrone 52

Mediterraner Linseneintopf 54
Würzige Tomatengrillsoße 56
Süßsaure Soße 57
Tomaten-Orangen-Soße 58
Senfsoße 60

Knackige Salate und Brotbeläge 61
Gemischter Salat mit Senf-Sahnesoße 62
Chinakohl in Orangensoße 64
Feldsalat mit Champignons und Hummerkrabben 65
Pikanter Rohkostteller 66
Krabben auf Fenchelsalat 68
Rotkohlsalat mit Apfel 69
Karotten-Apfel-Rohkost 70
Rettichsalat mit Tomaten und Gurke 71
Bayerischer Camembert 72
Griechisches Gurkenjoghurt „Zaziki“ 74
Bruschetta mit Rucola 75
Käse-Birnen-Brot 76
Tomaten-Basilikum-Brot 78
Kräuterfrischkäse 80

Vegetarische Hauptgerichte und Beilagen 81
Nudeln mit Fleischtomaten 82
Gemüsenudeln 84
Griechische Reispfanne 86
Karotten-Kartoffel-Püree 88
Gemüsereis 90

Herzhafte Fleisch- und Fischgerichte 91
Geflügel-Gemüse-Pfanne 92
Schnitzel Utrechter Art 94
Hähnchengeschnetzeltes mit Steinpilz-Soße 95
Makkaroni mit Spinat, Fleischbällchen und Mozzarella 96
Kalbsmedaillons mit Frühlingsgemüse 98
Rehrücken mit Pfifferlingen und Spätzle 100
Bandnudeln mit Zucchini und Heilbutt 102
Lachs in Kresse-Rahm-Soße 104
Fischfilet aus dem Backofen 105
Rotbarschfilet auf Dillgurken 106
Schollenfilet-Gratin 108

Süßes Gebäck, Desserts und alkoholfreie Drinks 109
Gedeckter Apfelkuchen nach Wiener Art 110
Nusskuchen 112
Käsekuchen mit Kirschschicht 113
Mandelschnecken 114
Zitronen-Biskuit-Rolle 116
Mandarinen-Nusstorte 118
Französische Quarktorte 120
Frischkäsetorte 122
Schokotörtchen 124
Gefüllter Bratapfel 126
Vollkornbaguette 128
Stachelbeergrütze 129
Milch-Gletscher 130
Apfelbuttermilch 132
Johannisbeer-Shake 133
Heidelbeermilch 134

Rat und Tat 135
Wichtige Adressen 135
Ernährungsinformationen im Internet 135
Buchtipps 136

Autoreninfo 137

Register 138

Vorwort

Liebe Leserin, lieber Leser,

wussten Sie, dass mit jedem Kilogramm Gewichtsreduktion bei übergewichtigen Diabetikern die Blutzuckerwerte deutlich besser werden? In der Regel reichen schon fünf Prozent Gewichtsverlust vom Ausgangsgewicht, um den Stoffwechsel bei Typ-2-Diabetikern stark zu verbessern. Bei einer zehnprozentigen Gewichtsreduktion sind die Blutzuckerwerte in der Regel sogar wieder normal und Medikamente oft überflüssig.

Noch vor wenigen Jahren galt, dass Diabetiker hierzu eine klassische Diät einhalten müssen. Heute ist das nicht mehr aktuell, denn Diabetiker sollen sich vor allem gesund ernähren. Diabetesgerechte Ernährung bedeutet eine optimal zusammengesetzte Ernährungsweise, die allen Anforderungen der modernen Ernährungsmedizin entspricht.

Der Diabetes mellitus wird in zwei Gruppen, Typ 1 und Typ 2, eingeteilt. Die Ernährung eines Typ-2-Diabetikers unterscheidet sich von der eines Typ-1-Diabetikers. Während übergewichtige Typ-2-Diabetiker Kalorien berechnen müssen, stellt für Typ-1-Diabetiker die BE-Berechnung den wichtigsten Bestandteil der Ernährungstherapie dar.

Das vorliegende Kochbuch richtet sich mit seinen Rezepten gleichermaßen an Typ-1- und Typ-2-Diabetiker:

- Alle Rezepte sind für beide Diabetesformen geeignet, da sie zuckerfrei, relativ fettarm sowie kohlenhydrat- und kalorienberechnet sind. Die Rezepte sind ballaststoffreich und enthalten viele lebensnotwendige Vitamine und Mineralstoffe. Sie helfen so beim Abnehmen.
- Unsere alltagsgerechten, abwechslungsreichen Rezepte kombinieren wir in diesem Buch mit interessanten und wichtigen Informationen über Zucker, Diabetes mellitus und Insulin.

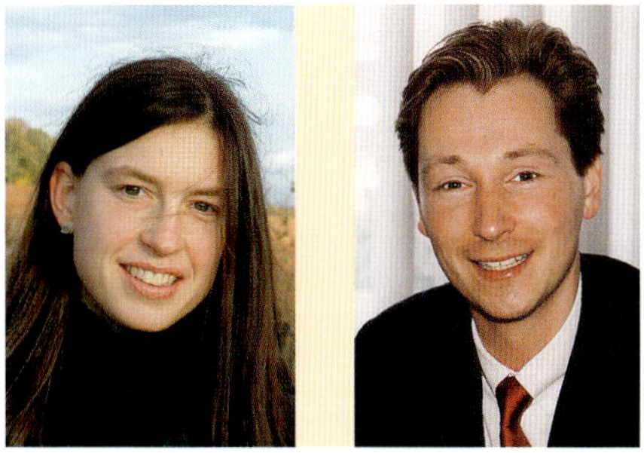

Auch wenn sich dieses Ratgeber-Kochbuch speziell an Diabetiker richtet, eignen sich die schmackhaften, gesunden Rezepte also für jedermann.

Wir wünschen Ihnen viel Spaß beim Lesen unserer Rezepte, beim Nachkochen und beim Essen!

Christiane Weißenberger
Diätassistentin/Diabetesassistentin

Sven-David Müller-Nothmann
Diätassistent/Diabetesberater

Geleitwort

In den letzten Jahrzehnten wurde in den Industrienationen ein stetiger Anstieg chronischer nicht-übertragbarer Krankheiten festgestellt. Dabei gelten Übergewicht und Adipositas, Diabetes mellitus und Herz-Kreislauf-Erkrankungen als zumindest anteilig ernährungsabhängig und lebensstilassoziiert.

Diabetes mellitus ist eine klassische Volkskrankheit. Allein in Deutschland sind rund fünf Millionen Menschen davon betroffen. Die Weltgesundheitsorganisation WHO beschreibt eine weltweite Diabetes-Epidemie. Insbesondere der Typ-2-Diabetes, der vorwiegend ältere übergewichtige Menschen betrifft, nimmt ständig zu. Ein Typ-2-Diabetes mellitus bricht aus, wenn bei einer genetischen Prädisposition Menschen übergewichtig werden und sich zu wenig bewegen.

Diabetes ist eine schwerwiegende Erkrankung, die niemals auf die leichte Schulter genommen werden darf: Diabetes mellitus ist in Deutschland die häufigste Ursache für einen tödlichen Herzinfarkt, für Nierenversagen und Dialysepflicht, Amputation der unteren Extremitäten sowie Erblindung.

Dass der Diätetik und Ernährungstherapie eine besonders wichtige Rolle bei der Vorbeugung und Therapie des Diabetes mellitus zukommt, ist heute unbestreitbar wissenschaftlich nachgewiesen. Typ-1-Diabetiker müssen die Berechnungseinheiten beachten, um ihre Insulintherapie darauf abstimmen zu können. Das Gros der Diabetiker gehört jedoch dem Typ 2 an, und Typ-2-Diabetiker profitieren von einer Kalorienberechnung, da sie in der Regel abnehmen müssen. Wichtig ist, dass Diabetiker neben der Kontrolle des Blutzuckerspiegels auch regelmäßig den Blutdruck und die Blutfettwerte kontrollieren.

Insgesamt profitieren Diabetiker von einer kohlenhydratreichen Kost, wobei die Kohlenhydrate einen niedrigen glykämischen Index aufweisen sollten. Erfreulicherweise stehen heutzutage aktuelle Empfehlungen einer Ernährung gegenüber, welche für Diabetiker und für die Allgemeinbevölkerung nahezu identisch sind.

Mit ihrem „Ernährungsratgeber Diabetes" präsentieren die Autoren ein gelungenes Konzept dafür, wie eine moderne Ernährungsphilosophie in die Praxis umgesetzt werden kann.

Prof. Dr. med. Hubertus Wietholtz
Direktor der Medizinischen Klinik II
(Gastroenterologie und
Stoffwechselkrankheiten)
am Klinikum Darmstadt

Einführung

Volkskrankheit Diabetes mellitus

In Deutschland leiden nach Angaben der Deutschen Diabetes Gesellschaft sechs Millionen Menschen unter der Zuckerkrankheit, wie die Krankheit Diabetes mellitus im Volksmund bezeichnet wird. Die Weltgesundheitsorganisation WHO geht davon aus, dass sich weltweit die Zahl der Diabetiker in den nächsten 15 Jahren verdoppeln wird.

Diabetes mellitus ist eine chronische Stoffwechselerkrankung. Chronisch bedeutet, dass die Erhöhung der Zuckerkonzentration im Blut dauerhaft ist. Unter Stoffwechsel verstehen Wissenschaftler die Prozesse, die zur Energiebereitstellung und Versorgung der Körperzellen mit Kohlenhydraten, Eiweißen und Fetten ablaufen. Im Fall von Diabetes mellitus ist der Zucker-(Glukose-) Stoffwechsel gestört.

Die Krankheitsbezeichnung Diabetes mellitus hat ihren Wortstamm im Griechischen und Lateinischen und heißt wörtlich übersetzt „honigsüßer Hindurchfluss“ (*mel* Honig, *diabainai* hindurchgehen, -fließen). Ursprünglich war damit der süße Urin gemeint, der bei diesem Krankheitsbild als Symptom auftreten kann.

Formen des Diabetes mellitus

Die unterschiedlichen Erscheinungsformen von Diabetes mellitus werden nach der WHO-Klassifikation folgendermaßen eingeteilt:

- **Diabetes mellitus Typ 1**
  Bei dieser Form werden die insulinproduzierenden Zellen in der Bauchspeicheldrüse zerstört und es kommt zum absoluten Insulinmangel.
- **Diabetes mellitus Typ 2**
  Diese Diabetesform geht mit einer Insulinresistenz (d. h. die Glukoseverwertung in der Zelle ist gestört) und/oder mit einem Defekt der Insulinsekretion in der Bauchspeicheldrüse einher.

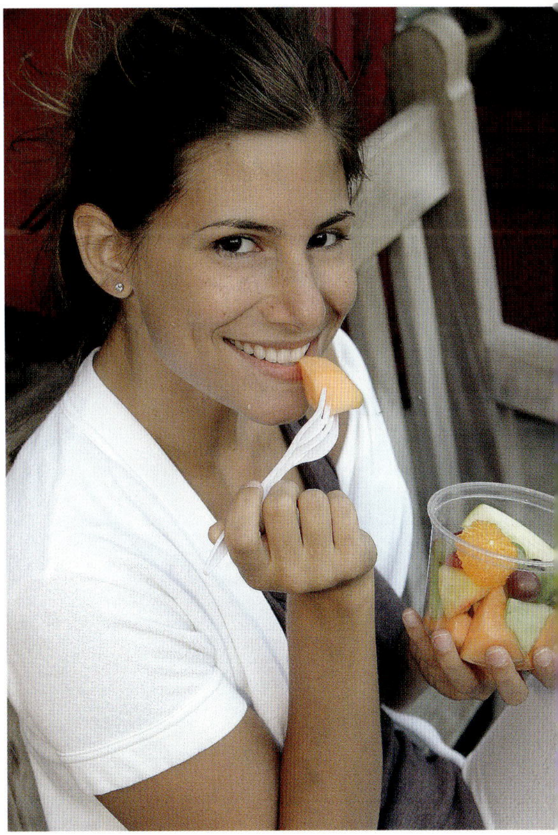

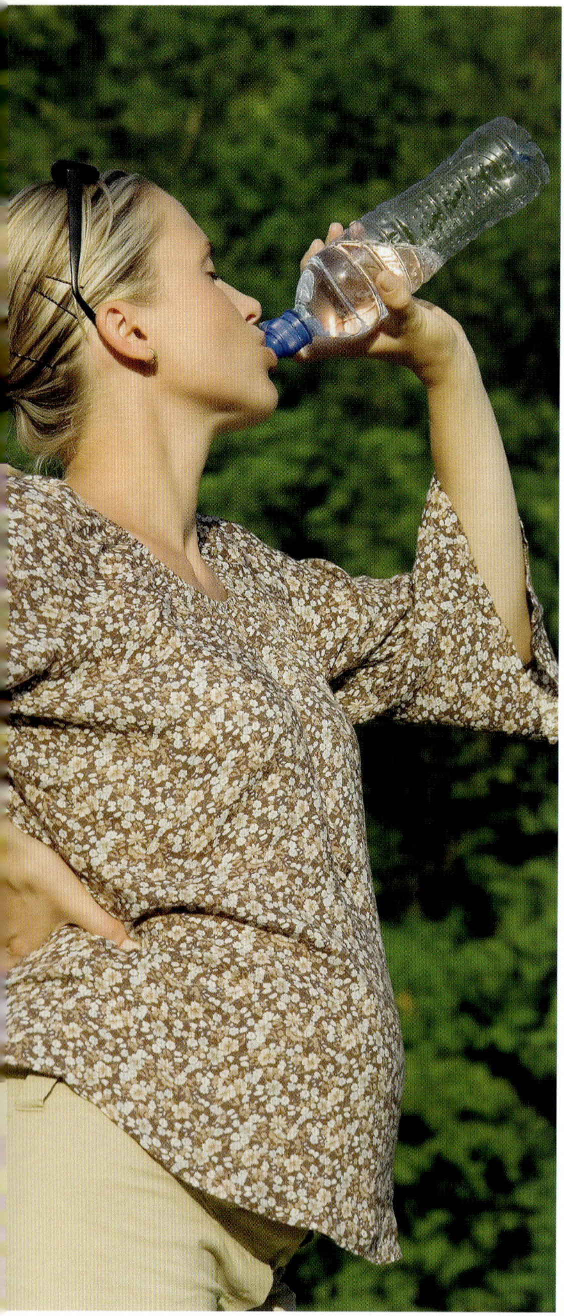

- Andere Formen des Diabetes mellitus
  Diese treten als Folge von Erkrankungen oder Einflüssen auf, z. B.:
  - Erkrankungen der Bauchspeicheldrüse (Pankreas)
  - Hormonstörungen (Endokrinopathien)
  - Infektionen
  - Medikamente oder Chemikalien
- Schwangerschaftsdiabetes
  Im Rahmen einer Schwangerschaft kann ein Diabetes mellitus entstehen. In der Regel bildet sich die diabetische Störung nach der Entbindung wieder zurück. Circa 30 Prozent der Frauen mit Schwangerschaftsdiabetes entwickeln aber in späteren Jahren eine diabetische Stoffwechsellage.

Was ist Diabetes mellitus Typ 1, was Diabetes mellitus Typ 2?

Diabetes mellitus hat in allen Formen – trotz unterschiedlicher Ursachen – dieselben Symptome. Das Hauptsymptom ist der erhöhte Blutzuckerspiegel (Hyperglykämie).

Hyper-	=	zu viel
-glyk-	=	Zucker
-ämie	=	im Blut

Beim Typ-1-Diabetes kommt es zur Zerstörung der Beta-Inselzellen der Bauchspeicheldrüse, die für die Insulinproduktion zuständig sind, und somit zu einem absoluten Insulinmangel. Dieser führt wiederum zu Hyperglykämie.

Der Typ-1-Diabetes zählt zu den Autoimmunerkrankungen: Körpereigene

Zu welchem Diabetiker-Typ gehören Sie?	Typ 1	Typ 2
Alter zum Zeitpunkt des Erkrankungsausbruchs	jugendlich	meist über 45 Jahre
Gewicht	schlank	meist übergewichtig
Vererbung	selten	häufig
Häufigkeit	selten 5 %	häufig 90–95 %
Therapie	Insulin und diabetes-gerechte Kost	Gewichtsabnahme und verstärkte Aktivität
Kostform	BE-berechnet	kalorienberechnet, fettarm
Selbstkontrolle und Schulung	erforderlich	erforderlich

Stoffe (Autoantikörper) greifen die Beta-Inselzellen an und zerstören sie.

Möglicherweise ist dieser Prozess auch genetisch bedingt; als weitere Ursachen werden eine frühe Aufnahme von Nahrungsproteinen sowie eine mangelhafte Vitamin-D-Versorgung in der Entstehung dieser Diabetesform diskutiert.

Nur fünf Prozent der deutschen Bevölkerung leiden an Diabetes mellitus Typ 1.

Beim Typ-2-Diabetes liegt eine Insulinresistenz vor, d. h. die Glukoseverwertung in der Zelle ist gestört, die Insulinrezeptoren der Zelle funktionieren nicht mehr. Oder aber die Inselzellen der Bauchspeicheldrüse geben zu wenig Insulin ab, in manchen Fälle beides. In der Regel setzen Typ-2-Diabetiker das Insulin zu spät ab.

Einem Typ-2-Diabetes geht oftmals ein krankhaft erhöhter Blutzucker (pathologische Glukosetoleranz) voraus. Von einer pathologischen Glukosetoleranz spricht man, wenn der Nüchternblutzuckerspiegel oberhalb 110 mg/dl (= >6,1 mmol/l) und unterhalb von 120 mg/dl (= < 6,7 mmol) liegt.

Der Typ-2-Diabetes tritt in zwei Dritteln der Fälle familiär gehäuft auf. Wenn ein Elternteil an dieser Diabetesform erkrankt, liegt die Wahrscheinlichkeit, auch einen Diabetes mellitus zu entwickeln, bei 50 Prozent. Da auch Faktoren wie falsche Ernährung, Stress, Übergewicht und Bewegungsarmut entscheidend für die Entstehung des Diabetes mellitus Typ 2 sind, kann man dieser Erkrankung entsprechend vorbeugen.

Typ-2-Diabetes nimmt im Vergleich zum Typ-1-Diabetes in den Nationen der ersten Welt sowie der Schwellenländer deutlich zu. Fast 95 Prozent (Tendenz steigend) der Diabetiker in Deutschland leiden an Diabetes mellitus Typ 2.

Was Sie über Insulin und den Blutzucker wissen sollten

Der zu hohe Blutzucker ist das Symptom aller Diabetiker. Wie kommt es dazu?

In den sogenannten Langerhans'schen Inselzellen der Bauchspeicheldrüse werden diejenigen Hormone produziert und ins Blut abgegeben, die den Blutzuckerspiegel in fein aufeinander abgestimmten Mechanismen regeln. In den Beta-Zellen wird das Insulin hergestellt, das den Blutzuckerspiegel senkt und dafür sorgt, dass Traubenzucker (Glukose) in die Zellen eingschleust wird. Dies sind die Energiereserven des Körpers, denn Glukose bzw. ihre Speicherform Glykogen wird als Energieträger für viele Stoffwechselprozesse im Körper benötigt.

Glukose entsteht, wenn Lebensmittel verdaut werden, die bestimmte Kohlenhydrate enthalten. Das sind beispielsweise Zucker, Brot, Obst oder Kartoffeln.

Der Gegenspieler Glukagon entsteht in den Alpha-Zellen der Bauchspeicheldrüse: Glukagon fördert den Abbau der Zuckerspeicherform (Glykogen) und die Glukose-Neubildung, es mobilisiert also die Energiereserven und lässt so den Blutzuckerspiegel steigen.

Bei einem Diabetes mellitus ist nun – die Ursachen sind je nach Form unterschiedlich (siehe Seite 12) – aufgrund des Insulinmangels der Blutzucker dauerhaft erhöht.

Ein Diabetes mellitus liegt vor, wenn der Blutzuckerspiegel nüchtern gemessen wiederholt über 126 mg/dl (= > 7 mmol/l) beträgt.

Bei einem oralen Glukosetoleranztest übersteigt der Blutzuckerspiegel eines Diabetikers nach zwei Stunden 200 mg/dl (= > 11,1 mmol/l). Dies ist ein Testverfahren zur Erkennung des Diabetes mellitus, bei dem nach drei Tagen kohlenhydratreicher Ernährung nüchtern sowie 60 und 120 Minuten nach Gabe von 75 g Traubenzucker der Blutzucker bestimmt wird.

Eine gute Blutzuckereinstellung ist möglich, wenn Diabetiker regelmäßig selbst ihren Blut- und/oder Harnzuckerwert überprüfen und in einem Tagebuch protokollieren. Diese Selbstkontrolle, ausführliche Schulung und ärztliche Behandlung gewährleisten ein nahezu normales Leben für Diabetiker und beugen den gefürchteten Folgekomplikationen an Blutgefäßen, Augen, Nieren und Nerven vor. Zur Vermeidung von Folgekomplikationen ist es auch wichtig, optimale Blutdruckwerte (maximal 130/85 mmHg) zu erreichen. Die individuelle

Akzeptable Blutzuckerwerte für Diabetiker	Typ 1	Typ 2
nüchtern	60–160 mg/dl	80–180 mg/dl
nach Kohlenhydrataufnahme	bis 180 mg/dl	bis 200 mg/dl
2 Stunden nach Kohlenhydrataufnahme	bis 160 mg/dl	bis 160 mg/dl

diabetesgerechte Kost ist Grundbaustein jeder Diabetestherapie.

Therapie des Diabetes mellitus

Das Ziel jeder Diabetestherapie ist es zu gewährleisten, dass Diabetiker eine hohe Lebensqualität erreichen, bei der sie sich rundum wohl fühlen. Jeder Diabetiker hat es dabei selbst in der Hand, wie hoch seine Lebensqualität und -erwartung ist!

Typ-1-Diabetiker werden immer mit Insulin behandelt. Bei der Ernährung müssen die BE immer exakt berechnet werden, damit eine Über- oder Unterzuckerung vermieden wird.

Beim **Typ-2-Diabetes** ist das A und O jeder Therapie eine Ernährungs- und Lebensumstellung: Viel Bewegung, Gewichtsabnahme bei Übergewicht und eine gesunde Kost können schon viel bewirken, bei manchen ist der Diabetes damit schon therapiert.

Eine medikamentöse Behandlung erfolgt mit Tabletten und/oder Insulin, sie ersetzt aber nie die notwendige Gewichtsreduktion und körperliche Aktivität!

Es werden Tabletten verschrieben, die die Insulinproduktion erhöhen (Sulfonylharnstoffe, Glinide) und solche, die die Insulinresistenz mindern (Acarbose, Metformin, Glitazone). Medikamente der ersten Gruppe (v. a. Sulfonylharnstoffe) können zur Unterzuckerung führen. Bei ihnen werden Essenszeiten und die Verteilung der Broteinheiten (BE) von der Wirkung der Tabletten bestimmt. Medikamente der zweiten Gruppe können keinen Unterzucker hervorrufen. Die Ernährung muss sich hier nicht nach einer starren BE-Verteilung richten, sondern beispielsweise nach der angestrebten Gewichtsreduktion.

Sind die Tabletten (oralen Antidiabetika) nicht mehr ausreichend wirksam, werden Typ-2-Diabetiker zusätzlich oder ausschließlich mit Insulin behandelt.

Konventionelle Insulintherapie

Schnell und langsam wirksames Insulin werden immer in demselben Mischverhältnis ein- bis zweimal täglich eingesetzt. Der Vorteil ist die relativ einfache Handhabung, von Nachteil ist, dass man sich im Tagesablauf, in Menge und Zeitpunkt der Mahlzeiten an einen festen Ab-

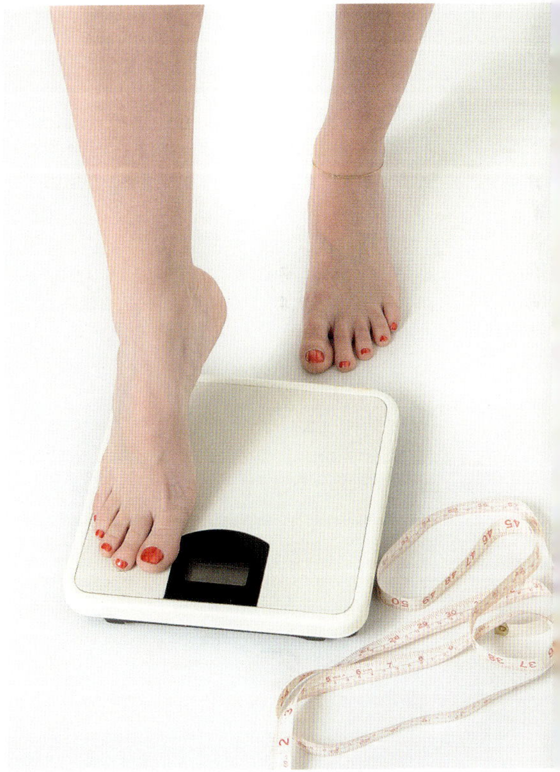

lauf halten muss. Bei Typ-1-Diabetikern ist diese Therapie inzwischen nicht mehr üblich.

Intensivierte konventionelle Insulintherapie

Zu den Hauptmahlzeiten wird schnell wirksames Insulin gespritzt, die Menge ist jeweils abhängig von Blutzucker, Hunger und Art und Größe der Mahlzeit. In den Ruhephasen, vor dem Schlafen z. B., wird eine bestimmte Menge langsam wirkendes Insulin gespritzt.

Der große Vorteil ist die Anpassungsfähigkeit an die jeweilige Blutzucker- und Essenssituation, ein Nachteil der höhere Aufwand, denn der Blutzucker muss meist bis zu viermal gemessen und Insulin ebenso oft gespritzt werden.

Die intensivierte Insulintherapie ist inzwischen Standard bei Typ-1-Diabetes. Hier erreicht sie eindeutig bessere Behandlungsergebnisse und verbessert die Lebensqualität. Moderne Insulinpumpen erleichtern heute schon mehr als 30 000 Patienten Typ-1-Diabetes das Leben.

Für Typ-2-Diabetes ist dies noch nicht eindeutig bewiesen.

Wie Sie den Folgekomplikationen vorbeugen können

Gefäßschäden sind die häufigsten Komplikationen eines Diabetes mellitus, die in allen Körperbereichen entstehen können. So kann es zu Schäden an großen Gefäßen kommen (Makroangiopathien), z. B. zu Arteriosklerose (Arterienverkalkung), koronarer Herzkrankheit (Verengung der Herzkranzgefäße), Schlaganfall, Bluthochdruck und peripherer Verschlusskrankheit (zunehmende Einengung der Arterien).

Auch sogenannte Mikroangiopathien (Schäden an kleineren Gefäßen) entstehen an Augen (Retinopathie), Niere (Nephropathie) und Füßen (Fußsyndrom) – im schlimmsten Fall stirbt Fußgewebe ab, weil es nicht mehr durchblutet wird (Gangrän), und muss operativ entfernt werden. Die Spätfolgen schließen auch Defekte an allen Nerven (Neuropathien) mit ein, die sich z. B. mit Kribbeln und anderen Störungen äußern können. Um diese Vielzahl an Spätfolgen zu vermeiden bzw. möglichst gering zu halten, ist eine gute Blutzuckereinstellung nötig. Die Interventionsstudie „United Kingdom Prospective Diabetes Study“ (UKPDS) zeigt bei 5102 Typ-2-Diabetikern, dass die Folgeschäden hierdurch deutlich reduziert werden können. Eine große amerikanische Studie an mehr als 1400 Typ-1-Diabetikern belegt den Nutzen der strikten intensivierten Insulintherapie, um Schäden an den kleinen Gefäßen und den Nerven vorzubeugen.

Jährliche Folgen des Diabetes mellitus:

- Mindestens 90 000 Herzinfarkte
- Mindestens 7 000 Erblindungen (diabetische Retinopathie)
- Mindestens 23 000 Fußamputationen (diabetisches Fußsyndrom, diabetische Neuropathie)
- 9 000 Nierenversagen (diabetische Nephropathie)

Richtig essen und trinken bei Diabetes mellitus

Die diabetesgerechte Ernährung ist ein wichtiger Therapiebaustein jeder erfolgreichen Diabetesbehandlung. Die Ernährung von Typ-1-Diabetikern unterscheidet sich jedoch grundsätzlich von der des Typ-2-Diabetikers.

Übergewicht ist der Feind aller Diabetiker

Ein erhöhtes Körpergewicht ist ein Risikofaktor für eine Vielzahl von Erkrankungen. Übergewichtige haben ein extremes Risiko, einen Diabetes mellitus Typ 2 zu entwickeln. Das Körpergewicht wird heute anhand des sogenannten Körper-Massen-Index (Body Mass Index = BMI) bewertet. Dieser berechnet sich aus dem Körpergewicht und der Körpergröße.

$$\frac{\text{Körpergewicht in kg}}{\text{Körpergröße in m} \times \text{Körpergröße in m}}$$

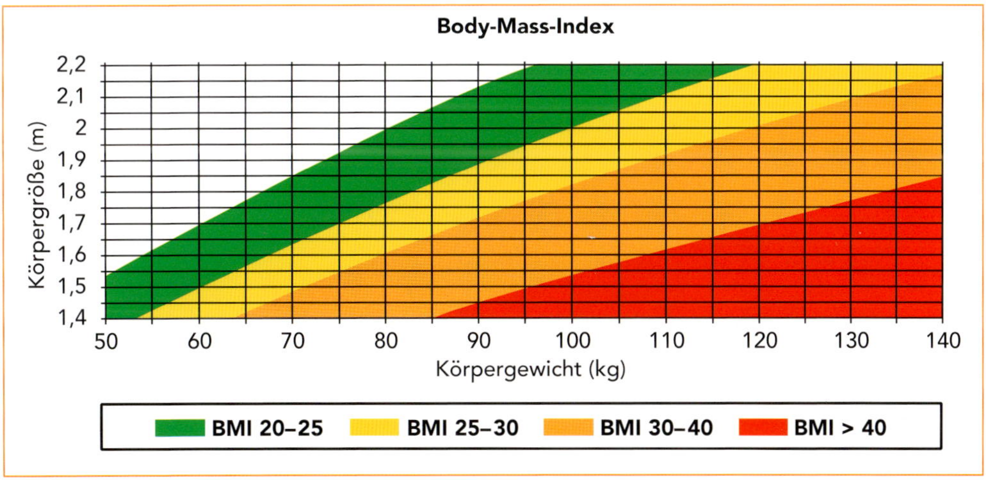

BMI	Beurteilung	Prozentualer Anteil in der Bevölkerung
< 18,5>	Untergewicht	2,4 %
18,5–24,9	Normalgewicht	49,8 %
25-29,9	Übergewicht Grad I (moderates Übergewicht)	36,2 %
30–40	Übergewicht Grad II (schweres Übergewicht oder Adipositas)	36,2 %
> 40	Übergewicht Grad III (Adipositas permagna, Fettsucht)	0,5 %

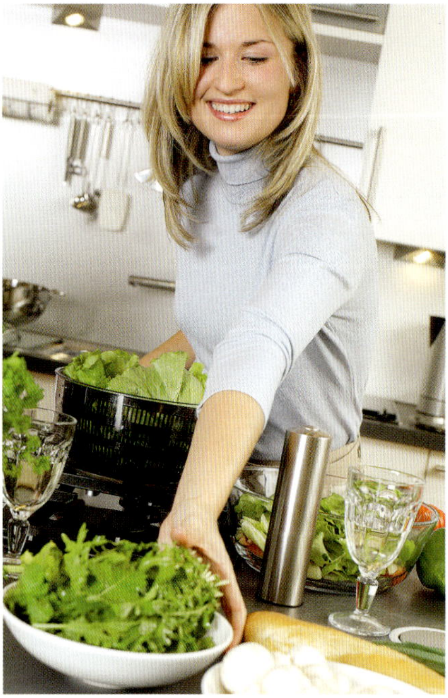

Liegt der BMI zwischen 18,5 und 25, ist das Gewicht in Ordnung. Ein BMI über 30 zeigt an, dass eine langsame Gewichtsreduktion notwendig ist. Stellen Sie sich einmal wöchentlich morgens nüchtern und unbekleidet auf die Waage. Protokollieren Sie das Gewicht in einem Tagebuch.

Zu viele Kalorien schlagen zu B(a)uche!

Ein Kilogramm menschliches Fettgewebe enthält rund 7000 Kilokalorien. Um ein Kilogramm Fett abzubauen, müssen daher 7000 Kilokalorien eingespart werden. Bei einer gewünschten Gewichtsreduktion von fünf Kilogramm müssen folglich 35 000 Kilokalorien eingespart werden!

Hierzu ein praktisches Beispiel: Sie haben einen Energiebedarf von 2370 Kilokalorien und möchten fünf Kilogramm abnehmen, müssen also 35 000 Kilokalorien Energie einsparen. Bei einer täglichen Aufnahme von 1600 Kilokalorien liegt die Einsparung bei 770 Kilokalorien. Damit lässt sich das Körpergewicht in rund 45 Tagen um fünf Kilogramm senken (35 000 : 770 = 45,5).

90 Prozent der Typ-2-Diabetiker könnten mit dem Bauch auch ihre Erkrankung loswerden! Mit dem Bauch kommen der erhöhte Blutzucker und Blutdruck sowie die erhöhten Blutfette.

Viele Typ-2-Diabetiker verlieren mit dem erhöhten Gewicht gleichzeitig den Diabetes mellitus. Bei einer erneuten Gewichtszunahme steigen die Blutzuckerwerte wieder an, und die Erkrankung bricht wieder aus.

Übergewichtige Diabetiker profitieren oft schon von einer minimalen Gewichtsabnahme. Mit jedem Kilo Gewichtsabnahme verbessert sich auch die Insulinwirkung, und die Blutzuckerwerte sinken. Das gilt für Typ-1- und Typ-2-Diabetiker.

Eine Gewichtsabnahme von einem halben bis einem Kilogramm wöchentlich ist akzeptabel. Crash- oder Fastenkuren sind für Diabetiker ungeeignet. Das Gewicht sollte einmal wöchentlich kontrolliert und im Diabetikertagebuch protokolliert werden.

Nur Typ-1-Diabetiker müssen die BE berechnen. Um Typ-2-Diabetikern das Abnehmen zu erleichtern, eignen sich Kalorientabellen.

Unterschiede in der Ernährung von Typ-1- und Typ-2-Diabetikern

Typ-1-Diabetiker sind fast immer schlank und müssen nicht kalorienreduziert essen. Da Typ-1-Diabetiker immer mit Insulin behandelt werden, muss auf die den Blutzucker erhöhenden Kohlenhydrate besonders geachtet werden. Die Kohlenhydrate werden nach Berechnungs- oder Broteinheiten (BE) berechnet.

1 BE entspricht 12 g verwertbaren Kohlenhydraten.

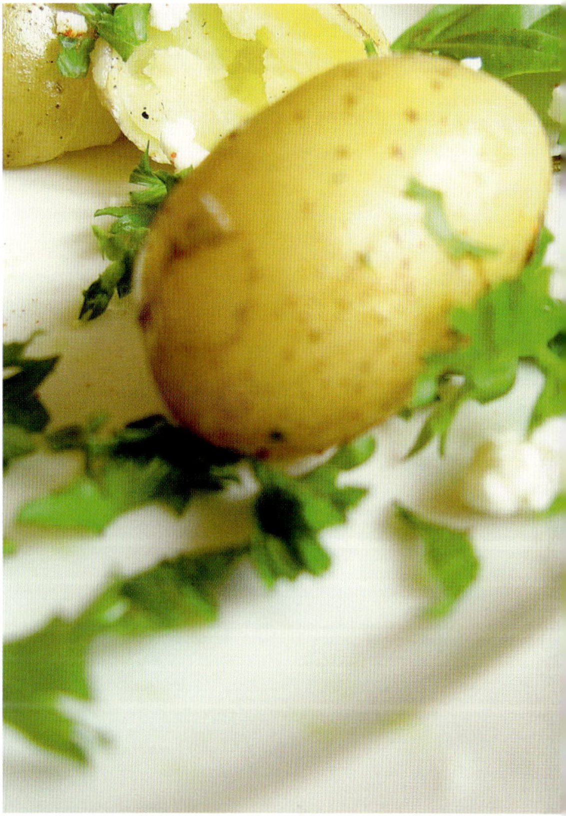

Berechnung von Kohlenhydraten *BE-berechnet* Kohlenhydrathaltige Nahrungsmittel	*nicht BE-berechnet* Kohlenhydratfreie Nahrungsmittel
Getreide und Getreideprodukte	Koch- und Streichfett
Milch und Milchprodukte	Käse, Quark
Nudeln	Fleisch- und Fleischprodukte, Geflügel
Kartoffeln, Reis	Fisch
Obst- und Obstprodukte	Gemüse, Hülsenfrüchte, Salat Eier Nüsse
(Zucker und) Diabetikersüßigkeiten	Zuckeraustauschstoffe

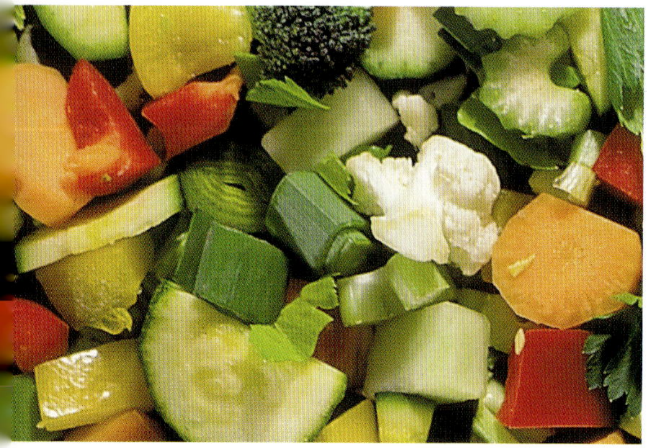

Diabetiker müssen keine Angst vor Kohlenhydraten haben

Im Gegensatz zu den Nährstoffen Eiweiß und Fett erhöhen die Kohlenhydrate mit Ausnahme der Ballaststoffe den Blutzuckerspiegel. Das ist erwünscht, denn der Zucker (Glukose) ist für die Energieversorgung des Körpers nötig. Aufgrund ihrer Zusammensetzung steigern die kohlenhydrathaltigen Lebensmittel den Blutzucker unterschiedlich schnell. Je langsamer, desto besser für den Diabetiker!

Bei Typ-1-Diabetikern muss gewährleistet sein, dass sich die Kohlenhydratmenge, die nach BE berechnet wird, mit der Insulindosis die Waage hält. So lassen sich Über- und Unterzucker vermeiden (Gefahr eines diabetischen Komas!). Die moderne intensivierte konventionelle Insulintherapie (siehe Seite 16) gibt die Möglichkeit einer freien BE-Menge. Eine konventionelle Insulintherapie erfordert meist eine strikte Einhaltung der BE-Menge, der BE-Aufteilung und der Zwischenmahlzeiten.

Ballaststoffe regulieren den Blutzucker und machen satt

Obwohl Ballaststoffe in die Gruppe der Kohlenhydrate eingeordnet werden, liefern sie weder Kalorien noch erhöhen sie den Blutzuckerspiegel. Ballaststoffreiche Lebensmittel sorgen für eine gute und lang anhaltende Sättigung und lassen den Blutzucker langsamer ansteigen, was für Diabetiker sehr wichtig ist. Daher sollten Obst, Gemüse, Salat, Vollkornbrot, Vollkornprodukte und Hülsenfrüchte regelmäßig auf dem Speiseplan stehen.

Lebensmittel	Anstieg des Blutzuckerspiegels
Zuckerhaltige Getränke, „isolierter" Zucker und Süßigkeiten ohne Fett	sehr schnell
Weißmehlprodukte und Kartoffeln	schnell
Vollkorngetreideprodukte und Obst	langsam
Kohlenhydrate aus Milch	sehr langsam
Kohlenhydrate aus Gemüse und Hülsenfrüchten	extrem langsam

Ballaststoffarme Lebensmittel sättigen kaum und erhöhen den Blutzuckerspiegel rasant, teilweise sogar rascher als Zucker. Ballaststoffe sättigen, senken den Cholesterinspiegel, beugen Krebs vor und fördern die Verdauung.

Dürfen Diabetiker Zucker essen?

Die Bezeichnung des süß schmeckenden Nahrungsmittels stammt aus dem Arabischen *(sukkar)*. Ernährungswissenschaftlich betrachtet ist Zucker der Zweifachzucker Saccharose. Zucker ist reine Energie; schon ein Gramm davon liefert vier Kilokalorien oder rund 16 Kilojoule. Außer Energie enthält Zucker, egal ob Roh- oder Rübenzucker, auch wenn er braun ist, praktisch nichts: Er ist extrem arm an Vitaminen, Mineralstoffen und sekundären Pflanzenstoffen. Grundsätzlich ungesund ist Zucker aber nicht. Die Menge ist entscheidend.

Im Dünndarm spaltet ein Enyzm die Saccharose in ihre Bausteine auf, die dann über die Dünndarmschleimhaut ins Blut aufgenommen werden. Das Ansteigen des Blutzuckers löst die Insulinausschüttung aus.

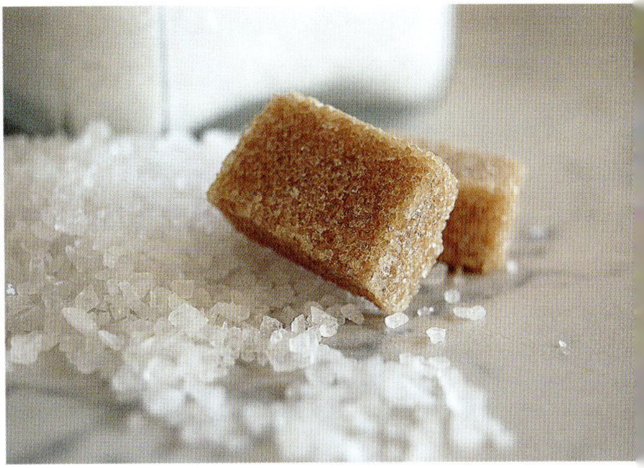

Die Zuckeraufnahme in Deutschland liegt bei 80 bis 100 Gramm täglich. Im Rahmen einer aktiven Lebensweise mit viel Sport wäre das nicht zu viel, aber viele Menschen bewegen sich zu wenig und werden so übergewichtig. Für Übergewicht ist eine allgemein kalorienreiche Ernährung, und nicht etwa nur die Aufnahme von Zucker verantwortlich.

Zucker ist eine ideale Zutat für viele Kuchenrezepte, da er eben nicht nur einfach süß schmeckt, sondern auch für viele Backeigenschaften verantwortlich ist.

bei BE-Berechnung erlaubt fettreiche, gezuckerte Produkte	**für Diabetiker ungeeignet** Produkte, die nahezu ausschließlich Zucker enthalten
normale Schokolade	normale Limonade
normaler Kuchen	normale Cola-Getränke
normale Pralinen	Gummibärchen
Nuss-Nougat-Creme	Honig, Zucker
Milchspeiseeis	Fruchteis, Sorbet

Er karamellisiert, er dient der Hefe als Substrat, er ist für die Teigstruktur mitverantwortlich und macht Eischnee stabil.

Während früher der Haushaltszucker (Saccharose) für den Diabetiker absolut verboten war, tendiert man heute dazu, dass kleine Mengen Zucker auch für Diabetiker geeignet sind, aber nur wenn der Stoffwechsel gut eingestellt ist, kein Übergewicht vorliegt und der Diabetiker sich regelmäßig selbst kontrolliert. Zucker sollte weder in Form von Getränken noch in purer Form, sondern in Lebensmitteln enthalten zu sich genommen werden. In keinem Fall ist eine zuckerreiche Ernährungsweise sinnvoll!

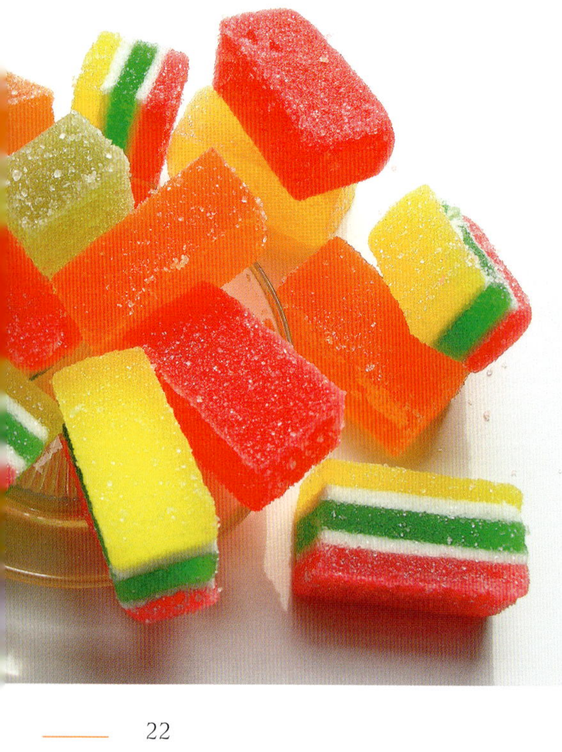

Tipps zu den verschiedenen Zuckerarten

Traubenzucker (Glukose) erhöht sofort den Blutzucker, da er ohne Verdauungsarbeit ins Blut übergeht. Er ist nur bei Unterzuckerung zu empfehlen, dort ist er sogar notwendig und kann lebensrettend sein.

Fruchtzucker (Fruktose) ist vorwiegend in Obst enthalten und wird auch als Zuckeraustauschstoff verwendet, der langsam ins Blut geht.

Haushaltszucker (Saccharose), Honig und alle damit gesüßten Getränke erhöhen den Blutzucker sehr schnell und sind in dieser Form nicht zu empfehlen. Zucker in Schokolade, Sahneeis oder Vollkornprodukten geht langsam ins Blut. Deswegen können diese Leckereien in kleinen Mengen statt anderer Zwischenmahlzeiten gegessen werden.

Milchzucker (Laktose) ist in Milchprodukten, in Fett und Eiweiß eingepackt, deswegen kommt es zu keinem raschen Blutzuckeranstieg. Erst ab $^1/_4$ l Milchprodukt ist 1 BE zu berechnen. Bei Quark und Käse entfällt die BE-Berechnung, da die milchzuckerhaltige Molke bei der Herstellung zum Großteil entfernt wird.

Zuckeraustauschstoffe und Fruchtzucker können zum Kuchenbacken und Marmeladeeinkochen verwendet werden, in kleinen Mengen ohne BE-Anrechnung.

Zuckerbomben	Haushaltszucker/100 g	Kalorien/100 g
Zucker	99,8 g	4 056,0 kcal
Brauner Zucker, Rohzucker	96,4 g	395,8 kcal
Kaugummi	95,2 g	387,2 kcal
Baiser	83,5 g	364,2 kcal
Krokant	81,1 g	451,7 kcal
Kakaogetränkepulver, löslich	73,5 g	391,5 kcal
Weichkaramellen, Bonbons	71,1 g	449,6 kcal
Pralinen, mit Nüssen gefüllt	68,9 g	455,3 kcal
Marzipan	68,6 g	458,9 kcal
Pralinen, mit Alkohol gefüllt	68,3 g	387,2 kcal
Orangeat	66,9 g	309,3 kcal
Marmelade, Konfitüre	65,0 g	279,6 kcal
Nougat	63,5 g	474,4 kcal
Nuss-Nougat-Creme, süß	57,7 g	521,7 kcal
Lakritze	55,6 g	375,5 kcal
Schokolade, weiß	54,9 g	542,1 kcal

Extrem zuckerarme Lebensmittel	Haushaltszucker/100 g	Kalorien/100 g
Nudeln, Spätzle	0,1 g	126,0 kcal
Oliven, schwarz, gesäuert	0,1 g	353,3 kcal
Blattsalat mit Dressing	0,1 g	79,1 kcal
Rettich, frisch	0,1 g	13,6 kcal
Tomaten, Konserve, gegart	0,1 g	16,5 kcal
Gurke, frisch	0,1 g	12,2 kcal
Gemüsepaprika, rot	0,1 g	36,8 kcal
Tomaten, Gemüsesaft	0,1 g	14,6 kcal
Erdnussöl	0,1 g	879,8 kcal
Reis, geschält	0,1 g	348,9 kcal
Kalbsleberwurst	0,1 g	316,7 kcal
Salami	0,1 g	359,9 kcal
Brombeere, frisch	0,1 g	29,9 kcal
Oliven, grün, gesäuert	0,0 g	143,4 kcal
Reis, geschält, gegart	0,0 g	93,0 kcal
Avocado, frisch	0,0 g	217,3 kcal
Champignon, frisch	0,0 g	15,3 kcal
Waldpilze	0,0 g	15,1 kcal
Kokosfett, gehärtet	0,0 g	878,8 kcal
Olivenöl	0,0 g	881,7 kcal

Sind Kohlenhydrate wirklich schlecht für die Gesundheit und die Figur?

Haushaltszucker gehört zur großen Gruppe der Kohlenhydrate. Nachdem jahrzehntelang Fett für Übergewicht, Diabetes mellitus und viele andere ernährungs(mit)bedingte Krankheiten verantwortlich gemacht wurde, sucht man den Übeltäter seit ein paar Jahren bei den Kohlenhydraten.

Ein Gramm Kohlenhydrat liefert dem Körper rund vier Kilokalorien. Im Vergleich zu Fett, das neun Kilokalorien liefert, sind Kohlenhydrate also eher kalorienarm. Die bisher vorliegenden Studien rechtfertigen die Aussage nicht, dass eine „Low-Carb"-Ernährungsweise (möglichst wenig Kohlenhydrate, dafür mehr Eiweiß und Fett) oder eine Atkins-Diät, die fast auf Kohlenhydrate verzichtet, anderen kalorienreduzierten Reduktionskostformen überlegen sind. Nach wie vor gilt das Credo der modernen Ernährungswissenschaft: „Eine Kalorie ist eine Kalorie."

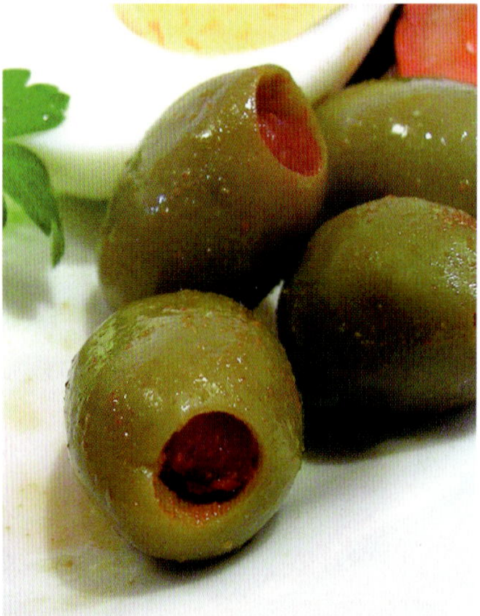

Macht der GLYX dick und krank?

Der glykämische Index hat sich zusammen mit der glykämischen Ladung zu einem echten Modebegriff in der Ernährung entwickelt. Was früher Fettpunkte waren, sind heute Prozentangaben für den glykämischen Index. Der glykämische Index – kurz GI bzw. GLYX – macht eine Aussage darüber, wie der Blutzucker nach der Aufnahme eines kohlenhydrathaltigen Nahrungsmittels im Vergleich zu Traubenzucker ansteigt. Der glykämische Index wurde zu Forschungszwecken als Laborparameter entwickelt. Er beschreibt die Blutzuckerreaktion auf die Einnahme von 50 Gramm Kohlenhydrate.

Im Allgemeinen wird ein glykämischer Index von mehr als 70 als hoch und einer unter 50 als klein oder gut angesehen.

Werte des GLYX

> 70	schlecht
50–70	mittel
< 50	gut

Kohlenhydrathaltige Lebensmittel, die einen schnellen und/oder hohen Blutzuckeranstieg auslösen, haben einen hohen glykämischen Index. Lebensmittel, nach deren Genuss sich der Blutzuckerspiegel geringfügig bzw. langsam erhöht,

Der glykämische Index von Lebensmitteln	
Hoch (>65) – meiden:	
Traubenzucker	100
Cola-Getränke	97
Baguette	95
Honig	87
Cornflakes	80
Kartoffelflocken (Pürreeflocken)	74
Bier	74
Weißbrot	73
Reis (geschält)	72
Butterkeks	69
Graubrot (Mischbrot, Roggenbrot)	68
Knäckebrot	66
Akzeptabel (50–65) – moderat:	
Haferflocken	64
Orangensaft	64
Vollkornbrot (fein)	63
Haushaltszucker	59
Orange	53
Nudeln	50
Gut (<50) – reichlich:	
Kartoffeln	49
Kiwi	44
Banane	42
Vollkornbrot (grob)	42
Weizenvollkornbrot (grob)	40
Spaghetti (Hartweizengrieß)	40
Vollkornbrot (mit ganzen Körnern)	38
Zartbitterschokolade	36
Buttermilch	35
Apfel	35
Birne	34
Karotten	32
Müsli	30
Milchzucker	30
Apfelsaft	30
Linsen	29
Milch	29
Ananas	29
Pfirsich	29
Vollmilchjoghurt	27
Vollmilch	26
Erdbeeren	26
Grapefruit	26
Pflaumen	25
Getrocknete Bohnen und Erbsen	23
Erbsen (frisch)	23
Kirschen	23
Vollmilchschokolade	22
Fruchtzucker (Fruktose)	21
Frisches Gemüse (z. B. Tomaten)	<15
Erdnüsse	12

haben einen niedrigen glykämischen Index. Da nach jeder Blutzuckersteigerung das Hormon Insulin ausgeschüttet wird, kommt der Qualität und Quantität der Kohlenhydrate schon eine Bedeutung zu. Für Diabetiker gilt: Je langsamer der Blutzucker steigt bzw. je niedriger der GLYX, desto besser!

Wie Sie den Zucker ersetzen können

Süßstoffe

Süßstoffe und Zuckeraustauschstoffe sind die süße Alternative zum normalen Zucker. Süßstoffe sind für alle Diabetiker ohne Berechnung erlaubt, da sie weder Kohlenhydrate noch Kalorien enthalten. Süßstoffe sind in normalen Mengen gesundheitlich unbedenklich. Im Vergleich zu Zucker ist ihre süßende Wirkung 30- bis 3000-mal höher. Deshalb setzen die Lebensmittelhersteller nur kleine Mengen zum Süßen von Fertigprodukten ein. Auch im Haushalt kann man mit den Tafelsüßen sparsam umgehen.

Süßstoffe müssen nicht berechnet werden!

Süßstoff richtig dosieren		
1 TL Zucker	≙	8 Tropfen Süßstoff
1 EL Zucker	≙	25 Tropfen Süßstoff
65 g Zucker	≙	1 TL Süßstoff
100 g Zucker	≙	1,5 TL Süßstoff
250 g Zucker	≙	4 TL Süßstoff
1 Süßstofftablette	≙	4–5 g Zucker

Zuckeraustauschstoffe und Fruchtzucker

Zuckeraustauschstoffe schmecken so ähnlich wie Haushaltszucker, haben jedoch eine geringere Süßkraft, so dass zur Erreichung der gleichen Süße eine größere Menge erforderlich ist. Die Süßkraft liegt bei circa 60 Prozent im Vergleich zum Haushaltszucker. Fruchtzucker hingegen ist süßer als Haushaltszucker. Im Gegensatz zu den Süßstoffen haben Zuckeraustauschstoffe Kalorien, jedoch zum Teil weniger als Zucker. Sie erhöhen aber nicht den Blutzuckerspiegel. Außerdem haben sie keinen oder praktisch keinen Einfluss auf den Insulinspiegel.

Zuckeraustauschstoffe sind gesundheitlich unbedenklich, können aber, da sie nicht richtig verdaut werden, Blähungen und Durchfall auslösen. Das trifft insbesondere dann zu, wenn sie in Mengen von mehr als 25 bis 30 Gramm pro Portion aufgenommen werden. Der Magen-Darm-Trakt passt sich in der Regel jedoch an, und die Beschwerden lassen mit der Zeit nach.

Fruchtzucker ist ein Einfachzucker und gehört damit zu den Kohlenhydraten. Aktuelle Forschungsergebnisse weisen darauf hin, dass Fruchtzucker für die Entstehung der Fettleber und von Übergewicht mitverantwortlich sein könnte. In großen Mengen oder isoliert sollte er daher nicht täglich aufgenommen werden.

Eiweiß und Fett in der diabetesgerechten Ernährung

Im Stoffwechsel kann aus Eiweißbausteinen sowie dem Glyzerin, das Bestandteil des Fettes ist, Traubenzucker entstehen. Eiweiß und Fett steigern den Blutzucker nicht direkt, im Stoffwechsel beider Nährstoffe wird jedoch auch Insulin benötigt.

Während gesättigte Fettsäuen die Insulinresistenz (die mangelnde Wirksamkeit von Insulin beim Typ-2-Diabetiker) fördern, wirken sich ungesättigte Fettsäuren sowie Omega-3-Fettsäuren positiv auf die Insulinwirkung sowie die Blutzuckereinstellung aus. Daher sollten Diabetiker gesättigte Fettsäuren weitgehend meiden und ausreichend ungesättigte Fettsäuren sowie Omega-3-Fettsäuren aufnehmen. Phytosterine senken den Cholesterinspiegel deutlich; daher sollten Diabetiker ausreichend Phytosterine beispielsweise über eine Diäthalbfettmargarine aufnehmen.

Eine eiweißreiche Kost wirkt sich ebenfalls negativ bei Diabetes mellitus aus. Das Eiweiß aus Soja, Sojaprodukten sowie Fisch hat jedoch gute Auswirkungen. Daher sollte Soja regelmäßig und Fisch mindestens zweimal wöchentlich auf dem Speiseplan stehen. Mit Fisch nehmen Sie gleichzeitig die wichtigen Omega-3-Fettsäuren sowie gesundheitsfördernde Vitamine und Mineralstoffe auf.

Fett macht fett!

Fett ist der energiereichste Nährstoff. Fett im Übermaß ist hauptverantwortlich für die Entstehung von Übergewicht. In Deutschland wird mehr als das Doppelte an Fett gegessen, als benötigt wird.

Typ-1-Diabetiker müssen den Fettgehalt der Nahrung nicht weiter beachten, solange ihr Gewicht im normalen Bereich liegt. Übergewichtige Typ-2-Diabetiker hingegen müssen hier besonders sparsam sein, vor allem beim Streichfett und mit versteckten Fetten. Zudem sollten tierische Produkte nur mit einem geringen Fettgehalt gegessen werden. Das optimale Streichfett für übergewichtige Diabetiker ist wenig Diät-Halbfettmargarine. Zur Zubereitung sollte wenig hochwertiges, gut erhitzbares Pflanzenöl verwendet werden.

Überfrachten Sie Ihren Teller nicht und essen Sie reichlich „farbige" Gemüse, aber weniger fettes Fleisch.

Eiweiß ist ein wichtiger Baustein für den Körper!

Der Nährstoff Eiweiß wird von Wissenschaftlern als Protein bezeichnet. Eiweiß ist lebenswichtig und dient dem Körper als Baustoff, z. B. für Insulin. In Deutschland wird nach dem Ernährungsbericht der Bundesregierung zu viel Eiweiß aufgenommen. Diabetiker haben keinen erhöhten Eiweißbedarf. Zu viel Eiweiß fördert die Entstehung von Nierenschäden und Gicht, erhöht aber nicht den Blutzuckerspiegel.

Zink und Chrom bei Diabetes mellitus

Das Spurenelement Zink ist an der Insulinspeicherung beteiligt, es ist Bestandteil des Insulins und wahrscheinlich auch für dessen Wirkung an der Zelle erforderlich. Zink ist u. a. auch für den Kohlenhydratstoffwechsel und den Ausgleich des Blutzuckerspiegels wichtig. Die Zinkzufuhr in Deutschland liegt unterhalb der empfohlenen Aufnahmemenge von zwölf bis 15 mg.

Diabetiker, die oft einen niedrigeren Zinkspiegel als Gesunde haben und Zink vermehrt über den Urin ausscheiden, sollten täglich 15–30 mg Zink – möglichst als organische Zinkverbindung (Zinkhistidin) einnehmen.

Wirkung von Zink- und Chromeinnahme	Typ-1-Diabetes	Typ-2-Diabetes
Insulinherstellung in den Beta-Inselzellen	–	+
Insulinabgabe ins Blut	–	+
Insulinspeicherkapazität der Bauchspeicheldrüse	–	+
Insulinaktivität	–	+
Rezeptorsensitivität gegenüber Insulin	+	+
Insulinresistenz	+	+
Glukoseaufnahme in die Zelle	+	+
Blutzuckerspiegel und Insulinwirkung	+	+

Das Spurenelement Chrom verstärkt die Insulinwirkung und wird für den optimalen Blutzuckerausgleich benötigt. Ein Chrommangel äußert sich umgekehrt in einem erhöhten Blutzuckerspiegel.

Der ideale Chrombedarf wird mit 50–200 µg täglich angegeben. Die Zufuhr in Deutschland liegt unterhalb dieser Empfehlung. Bei Diabetikern ist mit einer verstärkten Ausscheidung von Chrom im Urin zu rechnen, deshalb sollte die Einnahmemenge größer sein als beim Gesunden: Diabetiker sollten täglich 200–400 µg Chrom einnehmen.

Bei erwachsenen Diabetikern konnte die Diabeteseinstellung durch tägliche Gabe von 180–1000 µg Chrom verbessert werden. Bei älteren Patienten mit einer Insulinresistenz wurde nach Gabe von Bierhefe als chromhaltige Substanz gelegentlich eine Verbesserung der Stoffwechsellage beobachtet.

Richtig trinken bei Diabetes mellitus

Jeder Mensch sollte täglich mindestens zwei Liter trinken. Diabetiker sollten jedoch darauf achten, dass sie zuckerfreie und Diabetiker-Getränke zu sich nehmen, z. B. Mineralwasser, Kräutertees, Schwarztee und Kaffee (maximal drei bis vier Tassen pro Tag). Gesüßt werden sollte nur mit Süßstoff.

Für übergewichtige Typ-2-Diabetiker gilt es auch den Kalorienanteil zu beachten, denn die Gewichtreduktion steht hier im Vordergrund. Achtung: Alkohol enthält viele Kalorien!

Alkoholische Getränke stellen eine Gefahr für Diabetiker dar, da sie zur gefährlichen Hypoglykämie führen können. Nach Rücksprache mit dem Arzt sind ab und zu ein bis zwei Gläser Wein oder Bier aber in der Regel erlaubt.

Zuckergehalt von Getränken	Saccharose/100 g	Kalorien/100 g
Cola-Getränke, kalorienarm	0,0 g	3,6 kcal
Kaffee-Ersatz	0,0 g	2,2 kcal
Kaffee	0,0 g	2,2 kcal
Kräutertee	0,0 g	0,7 kcal
Tee, schwarz	0,0 g	0,5 kcal
Tee, schwarz, mit Milch	0,0 g	2,4 kcal
Brausen, kalorienarm	0,0 g	2,6 kcal
Limonaden, kalorienarm	0,0 g	2,6 kcal
Branntwein aus Getreide (Brände aus Getreide)	0,0 g	250,0 kcal

30 Tipps für das tägliche Leben

30 Tipps sollen Ihnen als Diabetiker helfen, einige Dinge bei Ihrer Ernährung zu beachten und entsprechend Ihrer Krankheit zu verändern. Sie werden sehen, dass Sie oft mit nur kleinen Dingen Ihren Speiseplan bereichern und abwechslungsreich gestalten können. Und Sie werden sehr schnell merken, dass die Diagnose „Diabetes" nicht bedeutet, dass Sie von nun an keinen Spaß mehr am Essen haben. Im Gegenteil – unsere Ratschläge erleichtern die Auswahl und Zusammenstellung Ihrer Mahlzeiten und zeigen Ihnen, worauf Sie achten müssen.

1 Probieren Sie einmal Gemüse und Kräuter (z. B. Tomatenscheiben mit Basilikum bestreut) als alternativen, kalorienarmen Brotbelag. Gemüse und Kräuter enthalten viele Vitamine, Mineralstoffe und Ballaststoffe. Sie machen satt, schmecken gut und eignen sich hervorragend als Ersatz für Streichfette. Geben Sie ein Salatblatt oder saftiges Gemüse anstatt Aufstrichfett unter den Wurst- oder Käsebelag.

2 Ein Joghurt oder Kompott als kalorienarme Zwischenmahlzeit sättigt besser, wenn es mit Weizen- oder Haferkleie oder trocken (das bedeutet ohne Fett) angerösteten Leinsamen angereichert wird. Damit die enthaltenen Ballaststoffe gut aufquellen können, ist es notwendig, dass Sie $^{1}/_{4}$ Liter Tee oder Mineralwasser dazu trinken. Unser Beispiel: 1 Becher Naturjoghurt (1,5 % Fett), Süßstoff, Zimt, $^{1}/_{2}$ frisch geriebener Apfel, Vanillearoma, 1 EL Haferkleie und 1 EL trocken angeröstete Leinsamen mit einem großen Glas Mineralwasser mit einen Spritzer Zitronensaft (eventuell mit flüssigem Süßstoff gesüßt).

Müsli enthält reichlich Ballaststoffe, erhöht den Blutzuckerspiegel langsam und macht lange satt.

3 Sie sparen reichlich Kalorien ein, wenn Sie Fischkonserven auswählen, die im eigenen Saft (naturell) anstatt in Öl angeboten werden (anstatt Thunfisch in Öl Thunfisch naturell). Sehr fett- und kalorienreich ist auch Hering in Tomatensoße. Besser: kurz angedünstetes Kabeljaufilet mit frischen Tomaten in Joghurt-Kräuter-Dressing.

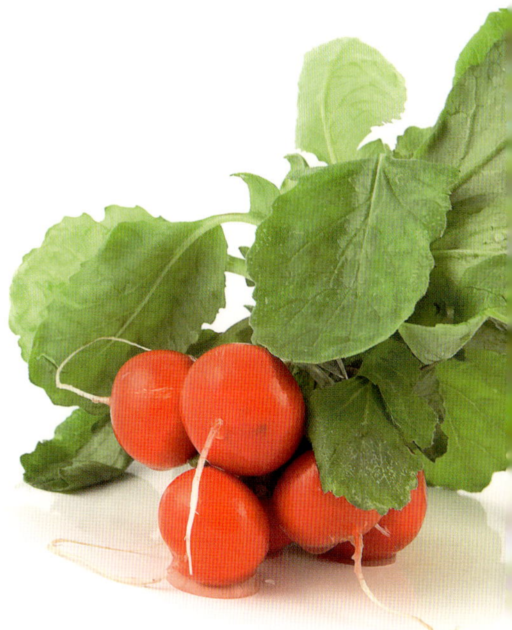

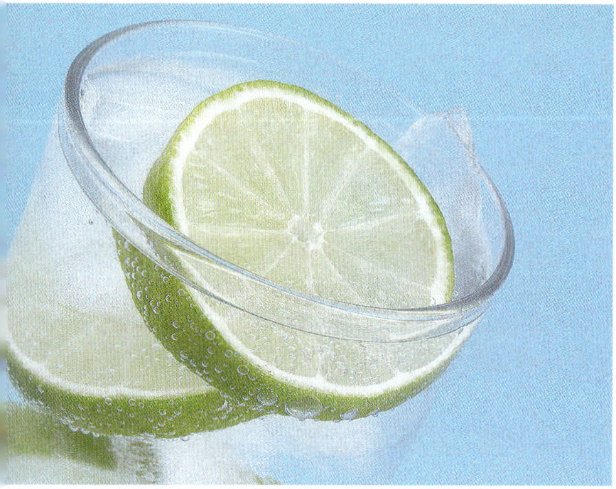

4 Eine wohlschmeckende Alternative zum Braten bzw. Gulasch aus Rind- und Schweinefleisch ist ein Ragout mit Fisch oder ein Gulasch mit Geflügel. In vielen Gegenden ist Frischfisch relativ teuer. Tiefgefrorener Kabeljau, Seelachs und auch Forellen sind günstiger und gut zu lagern.

5 Probieren Sie zum Mittagessen ein vegetarisches Gericht: Eine Gemüseplatte aus Spinat mit wenig saurer Sahne, jungen Karotten mit Dill, Grilltomate mit Knoblauch und gedünstetem Champignon-Zwiebel-Gemüse mit Schnittlauch. Dazu passt getoastetes Vollkornbrot oder ein Risotto aus Naturreis.

6 Kartoffeln sind keine Dickmacher, es sei denn, Sie machen sie dazu. Es gibt viele kreative Alternativen zur langweiligen Salzkartoffel. Probieren Sie Pellkartoffeln mit selbst gemachtem Kräuterquark oder bereiten Sie Ihre Kartoffeln auf dem Backblech mit etwas Kümmel oder Knoblauch zu.

7 Fruchtsaft erhöht den Blutzuckerspiegel rasch und eignet sich optimal zur Bekämpfung einer Unterzuckerung. Als Getränk ist er für Diabetiker weniger empfehlenswert. Mineralwasser, ungezuckerte Lightgetränke, Kaffee, schwarzer Tee, Kräutertee und Früchtetee können unberechnet getrunken werden. Fruchtsaft als Schorle, bei einer Mischung aus $^1/_4$ Fruchtsaft und $^3/_4$ Mineralwasser, ist bis zu einer Menge von $^1/_4$ Liter unberechnet geeignet.

8 Wenn Sie Gulasch oder Geschnetzeltes mit viel Gemüse zubereiten, können Sie Kalorien sparen und gleichzeitig mehr Ballaststoffe aufnehmen. Rechnen Sie für eine Portion 125 g fein geschnittenes Rind- oder Schweinefleisch sowie 250 g Gemüse wie Champignons, Paprika, Karotten, Zwiebeln, Zucchini oder ähnliches. Pikant marinierter Tofu kann Fleisch ersetzen.

9 Um den Speiseplan auch mit fettreicherem Belag wie Torten-Brie oder Leberwurst gestalten zu können, verzichten Sie auf Butter oder Margarine darunter. Stattdessen streichen Sie unter die Leberwurst herzhaften Senf, unter den Brie Diabetikerkonfitüre oder Tomatenmark. Meerrettich, Quark, Frischkäse (eventuell mit Kräutern) oder Landrahm können Streichfette ebenfalls kalorienarm ersetzen.

10 Haben Sie einmal versucht, Kräuterquark anstatt Kräuterbutter zu Spießen, kurzgebratenem Fleisch oder gegrilltem Fisch zu essen? Handelsüblicher Kräuterquark enthält in der Regel allerdings reichlich Fett (meist 40 % F.i.Tr.). Eine wohlschmeckende Alternative ist selbst zubereiteter Quark aus frischen Kräutern, fein gehackten Zwiebeln, Knoblauch, Meerrettich, geraspelter Gurke oder Radieschen und Magerquark. Der selbst zubereitete Kräuterquark lässt sich gut einfrieren.

11 Soßenbinder, Mehlschwitzen oder Stärkemehl werden überflüssig, wenn Sie Ihre Soßen mit püriertem Gemüse, Zwiebeln, Tomatenmark oder Kartoffeln andicken. Eine kalorienärmere Alternative zur Soßenzubereitung mit Crème fraîche, Schmand oder Crème double stellt saure Sahne dar. Viele Soßen lassen sich auch mit Kondensmilch (4 % Fett) anstatt mit süßer Sahne verfeinern. Gewöhnungsbedürftige Andickungsalternativen sind Johannisbrotkernmehl, Guarkernmehl oder Fertigprodukte wie Biobin und Nestargel. Beachten Sie bei der Anwendung die Hinweise auf der Verpackung.

12 Für Eintöpfe, Salate oder Gemüse verwenden Sie rohen Schinken anstelle von fettem Speck. Anstatt Wurst können Sie auch Sojaprodukte (Tofu oder Sojawürstchen) als Einlage verwenden.

13 Kartoffelpüree lässt sich mit Meerrettich, frischen Kräutern oder wenig geriebenem Käse variieren. Essen Sie dazu Gemüse und Salat, damit der Blutzuckerspiegel nicht zu rasch steigt.

14 Vollkornbrot ist ideal für Diabetiker. Es versorgt den Körper mit wichtigen Ballaststoffen, Mineralien und Vitaminen. Zudem können Sie es lange aufbewahren. Und getoastet schmeckt Vollkornbrot noch mal so gut. Vollkornbrot sättigt besser und steigert den Blutzucker langsamer als Graubrot. Je gröber das Vollkornbrot, desto besser.

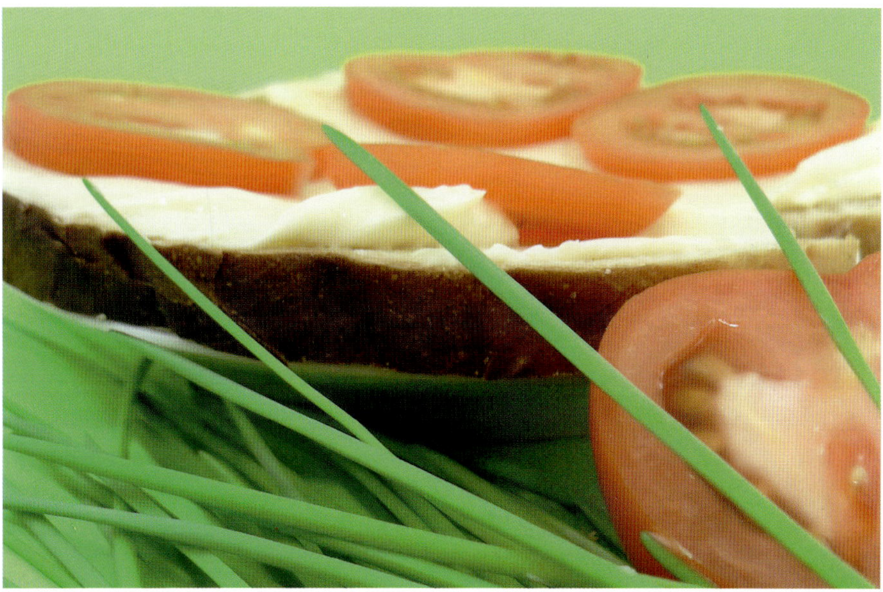

15 Fleisch verfügt häufig über Fettränder. Es ist nicht sinnvoll, diese vor der Zubereitung zu entfernen. Um den Geschmack zu erhalten, entfernen Sie Fett erst nach der Zubereitung. Kurzgebratenes Fleisch, Fisch oder Geflügel mit Küchenkrepp entfetten.

16 Pflanzenöle wie Rapsöl oder Olivenöl eigenen sich im Gegensatz zu Butter oder Margarine gut zum Braten. Butter oder Margarine enthalten viel Wasser und sind deshalb nicht hoch erhitzbar. Sie verbrennen bei hohen Temperaturen und bilden dabei krebserregende Stoffe. Pflanzliche Öle erreichen optimale, fettsparende Brattemperaturen. Wir empfehlen Ihnen Olivenöl oder Rapsöl für den Salat und Soja- oder Rapsöl zum Braten. Für Blattsalate eignen sich Nussöle oder Traubenkernöl.

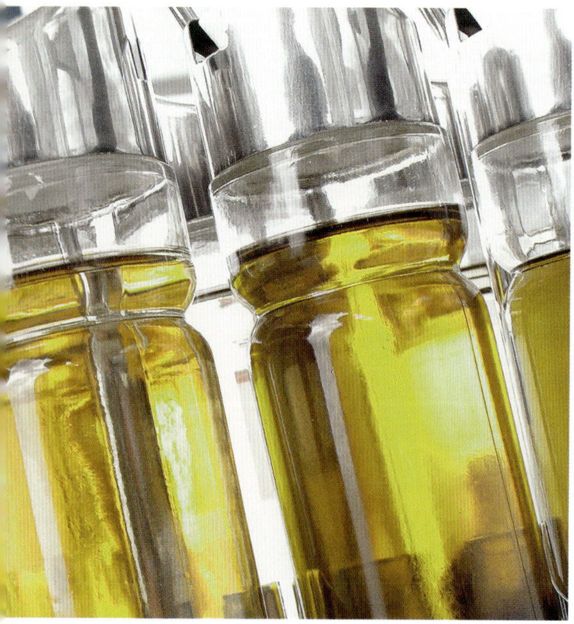

17 Versuchen Sie einmal gekochte Roggen-, Weizen-, Dinkel-, oder Grünkernkörper als Beilage. Die Körner am Vorabend in Wasser einweichen und im Kühlschrank abgedeckt quellen lassen. An nächsten Tag das Einweichwasser abgießen und die Körner in Gemüsebrühe in 45 bis 60 Minuten garen.

18 Um Blutzuckerspitzen zu vermeiden und auch zur besseren Sättigung essen Sie vor den Mahlzeiten Gemüse wie Tomaten, Gewürzgurken, Kohlrabi, Karotten, Paprikaschoten, Radieschen oder Rettich als Salat oder schmackhafte Rohkost, und trinken Sie etwas dazu. Sie können auch Gewürzgurken, Mixed Pickles oder Maiskölbchen vorweg essen. Gemüse ist prinzipiell unberechnet und kalorienarm.

19 Versuchen Sie Rührei einmal anders. Unser Beispiel: 250 g fein geschnittene Champignons, Frühlingszwiebeln und Knoblauch in einem Teelöffel Öl anschwitzen. Ein Ei mit 2 EL Kondensmilch (4 % Fett) verquirlen und über das Gemüse geben. Mit Kräutern bestreuen. Dazu passt getoastetes Vollkornbrot.

20 **Grundrezept Essig-Öl-Marinade (1 Portion):** 1 EL Öl, 1 EL Essig, 1 EL Wasser, 1/2 TL Senf, 1/2 kleine Zwiebel, evtl. 1/2 Knoblauchzehe, frisch gemahlener Pfeffer, fluoridiertes Jodsalz mit Folsäure, Süßstoff nach Belieben, frisch gehackte Kräuter. Essig und Öl mit Wasser und den Gewürzen sowie den gewaschenen Kräutern zu einer einheitlichen Marinade vermengen.

21 **Grundrezept Joghurt-Marinade (1 Portion):** 2 EL Naturjoghurt, Kefir, Dickmilch 1,5 % Fett oder Buttermilch, 1 TL Rapsöl, 1 EL Zitronensaft, 1 EL Wasser, 1/2 kleine Zwiebel, evtl. 1/2 Knoblauchzehe, frisch gemahlener Pfeffer, fluoridiertes Jodsalz mit Folsäure, Süßstoff nach Belieben, frisch gehackte Kräuter. Die Zubereitung erfolgt wie bei Punkt 20. Variieren Sie das Grundrezept je nach Belieben mit Senf, Meerrettich, Tomatenmark, klein gewürfeltem Gemüse, gehackten Sardellen, Kapern, eingelegtem grünen Pfeffer oder eingelegten Peperoni, Oliven.

22 „Falscher Sahnequark“: Quarkspeisen, Kräuterquark oder ähnliche Zubereitungen schmecken fast wie Sahnequark, wenn Sie Magerquark mit einem Schneebesen und etwas kohlensäurehaltigem Mineralwasser aufschlagen.

23 Viele Suppen und Soßen sind fettreich. Eine Möglichkeit zur Entfettung ist es, die Soße oder Suppe abkühlen zu lassen und das fest gewordene Fett abzuheben oder herauszufischen. Heißes Fett lässt sich mit einer ungefärbten Papierserviette entfernen. Dazu ziehen Sie die Papierserviette über die heiße Suppe oder Soße.

24 Mit fluoridiertem Jodsalz mit Folsäure beugen Sie jodmangelbedingten Schilddrüsenerkrankungen und fluoridmangelbedingter Karies vor. Folsäure ist wichtig in der Schwangerschaft und hilft Arteriosklerose vorzubeugen. Salz ohne Jod, Folsäure und Fluorid ist nichts anderes als sinnloses Streusalz!

25 Füllen Sie Braten mit Gemüse. Die Gemüsefüllung sorgt für einen besseren Geschmack und es sieht einfach appetitlich aus. Außerdem reduzieren Sie den Kaloriengehalt und verbessern die Sättigung. Schneiden Sie eine Tasche in das Fleisch, und füllen Sie je nach saisonalem Angebot z. B. Broccoli oder passiertes Gemüse hinein. Unter einen Hackfleischteig können Sie grob geraspeltes Gemüse mischen oder einen Hackbraten mit Lauchstangen anreichern. In den Hackteig können Sie auch geriebenes Gemüse geben.

26 Braten ist oft eine fettige Angelegenheit. Versuchen Sie statt Bratwurst oder Bauchfleisch einmal Fisch- oder Geflügelspieße mit reichlich Gemüse in einer beschichteten Pfanne in einem Teelöffel Rapsöl zu braten. Grillen ist eine fettsparende Zubereitungsmethode, die gleichzeitig reichlich Aromastoffe bildet.

27 Nutzen Sie den Römertopf, die Mikrowelle, den Folienschlauch, den Dünster, den Dampfdrucktopf, die Alufolie, Teflonpfanne oder den Grill zur fettarmen und aromatischen Zubereitung.

28 Als Diabetiker können Sie problemlos Backrezepte aus normalen Backbüchern umwandeln. Verwenden Sie anstatt Zucker Fruchtzucker und Süßstoff im Verhältnis 1 zu 3 (1 Teil Fruchtzucker zur Erreichung optimaler Backeigenschaften und 3 Teile Süßstoff zum Aufsüßen des Teiges). Weißes Mehl (Typ 405) lässt den Blutzuckerspiegel rasch ansteigen. Halbieren Sie die Menge an weißem Mehl und füllen Sie mit Vollkornmehl auf. Beachten Sie, dass Sie dann etwas mehr Flüssigkeit benötigen. So sparen Sie Kalorien und Kohlenhydrate, reichern das Gebäck mit Ballaststoffen an und sorgen so für eine langsamere Blutzuckersteigerung.

29 Probieren Sie Hackbraten einmal anders. Verwenden Sie anstelle von Ei Haferflocken und trockenen Magerquark zur Bindung des Hackbratens. Mischen Sie geraspeltes Gemüse wie Karotten, Lauch, Sellerie unter den Hackfleischteig und würzen Sie mit frisch gehackten Kräutern, Senf, Meerrettich und/oder Tomatenmark.

30 Geschmacksintensive frische Kräuter, Frühlingszwiebeln, Knoblauch und passende Gewürze können das Salz im Essen weitgehend überflüssig machen. Verstärken Sie das Aroma Ihrer Speisen durch Toasten, Grillen, Anrösten, die Verwendung von frischen Produkten sowie wenig fluoridiertem Jodsalz.

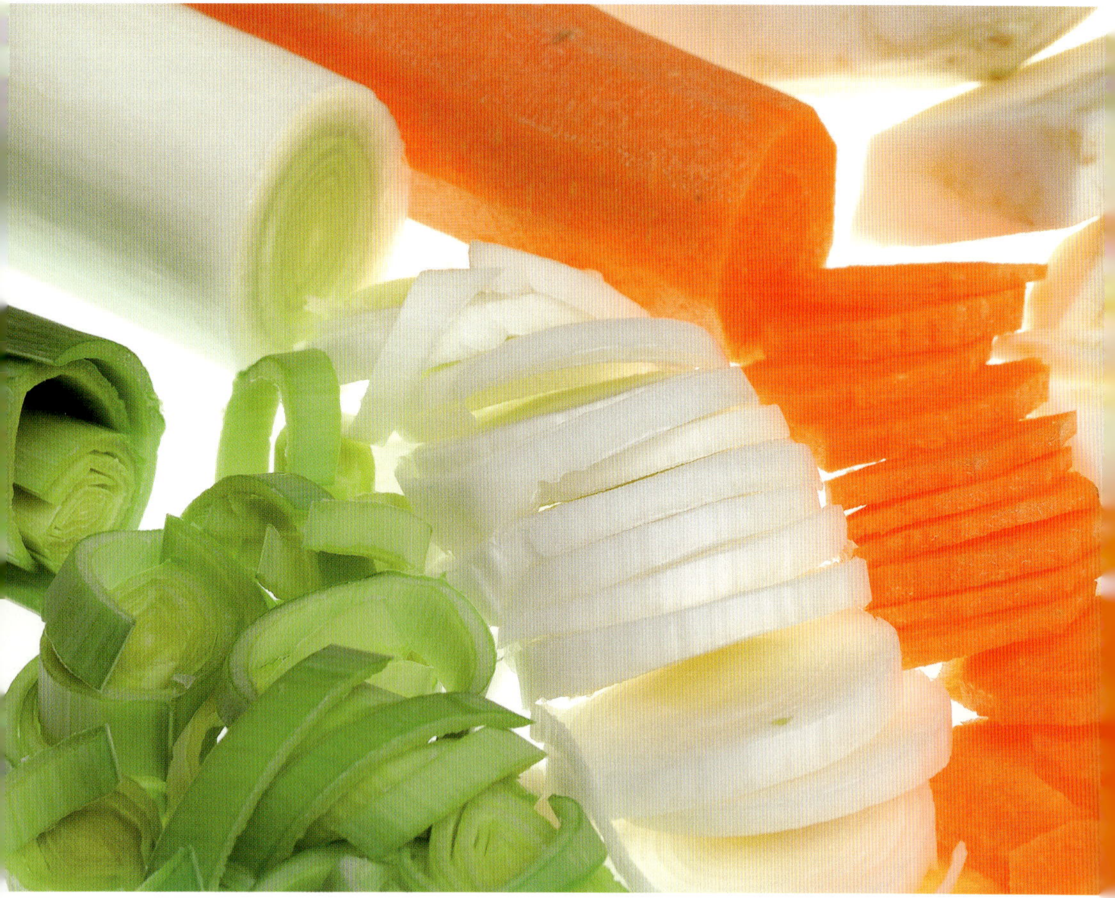

Musterpläne

Tagesplan für insulinpflichtige Typ-1-Diabetiker (2200 kcal, 17,5 BE)

Frühstück (616 kcal, 6 BE)

Leinsamenvollkornbrötchen mit Himbeerkonfitüre, Gouda und Bananen-Joghurt

2 Vollkornbrötchen mit Ölsamen (z. B. Leinsamen) (frisch getoastet), 2 EL süßstoffgesüßte Himbeerkonfitüre, 1 Scheibe Gouda, etwas Tomatenmark darunter, etwas gehackte Petersilie

Bananen-Joghurt: 1 Becher Magerjoghurt, 0,1 % Fett (150 g), 1 Banane, Süßstoff nach Belieben, Limettensaft, Zimt nach Belieben

2 Tassen Kaffee oder Tee (250 ml), Kondensmilch (4 % Fett), Zucker oder Süßstoff, evtl. Zitronensaft für den Tee

Zwischenmahlzeit

2 Gläser kalziumreiches Mineralwasser (500 ml)

Mittagessen (747 kcal, 5,5 BE)

Schellfisch in Sesampanade, Karotten-Kohlrabi-Gemüse, Pellkartoffeln und Obstsalat in Quark-Haselnuss-Tunke

250 g Pellkartoffeln, 150 g Schellfischfilet, Limettensaft, 1 EL Sesamsamen, 1 TL Walnussöl zum Braten

100 g Mohrrüben, 100 g Kohlrabi, ½ Apfel, Limettensaft, Gemüsebrühe, fluoridiertes Jodsalz mit Folsäure, Dill, Petersilie, weißer Pfeffer

1 Kiwi, ½ Apfel, 60 g Weintrauben, 2 EL Speisequark (20 % Fett), Limettensaft, Süßstoff nach Belieben, Zimt nach Belieben, 20 g gehackte Haselnüsse

1 großes Glas kalziumreiches Mineralwasser (250 ml), 1 Spritzer Mandarinensaft, evtl. Süßstoff oder Zucker

Zwischendurch

2 Tassen Kaffee oder Tee (250 ml), Kondensmilch (4 % Fett), Zucker oder Süßstoff, evtl. Zitronensaft für den Tee

Abendessen (847 kcal, 6 BE)

Leinsamen-Vollkornbrot mit Edamer und Geflügel-Mortadella, Rucola-Apfel-Salat mit heißem Tomatendressing

3 Scheiben Sonnenblumen-Vollkornbrot (frisch getoastet), 15 g Halbfettmargarine, 30 g Edamer, Tomatenmark zum Bestreichen, 30 Geflügelmortadella, Senf zum Bestreichen

30 g Rucola, 1 Apfel, 75 g Tomatenscheiben, 75 g Tomatenwürfel, ½ rote Zwiebel, 1 EL Walnussöl, 2 EL Sherryessig, Süßstoff nach Belieben, fluoridiertes Jodsalz mit Folsäure, weißer Pfeffer, 20 g Walnüsse

2–3 Tassen Tee (375 ml), Kondensmilch (4 % Fett), Zucker oder Süßstoff, evtl. Zitronensaft

Zwischendurch

1 Flasche Mineralwasser

Hinweise

Der Beispielplan enthält:

2209 Kilokalorien/
9278 Kilojoule
104 g Eiweiß
90 g Fett
236 g Kohlenhydrate
47 g Ballaststoffe
243 mg Vitamin C
17,8 mg Vitamin E
1195 mg Kalzium

Der Tagesplan liefert ausreichend Mikro- und Makronährstoffe und ist für die Dauerernährung eines durchschnittlichen Erwachsenen mit leichter bis mittelschwerer Tätigkeit geeignet. Zwischenmahlzeiten können eingebaut werden – diese müssen jedoch gegebenenfalls nach BE berechnet und durch Insulin abgedeckt werden. Diabetiker haben einen erhöhten oxidativen Stress und einen deutlich erhöhten Bedarf an Zink und Chrom und sollten diese zusätzlich einnehmen. Die Einnahme eines Multi-Vitamin-Mineralstoffpräparates ist für Risikogruppen, und dazu gehören Diabetiker als chronisch Kranke, zu empfehlen.

Tagesplan für übergewichtige Typ-2-Diabetiker (1400 kcal, 14 BE)

Frühstück (334 kcal, 6 BE)

Vollkornbrötchen mit Himbeerkonfitüre, Edamer und ein frischer Apfel

1 1/2 Vollkornbrötchen (frisch getoastet), 2 EL süßstoffgesüßte Himbeerkonfitüre, 1 dünne Scheibe Edamer, etwas Tomatenmark darunter, etwas gehackte Petersilie, 1 Apfel mit Schale (120 g)

2 Tassen Kaffee oder Tee (250 ml), Kondensmilch (4 % Fett), Zucker oder Süßstoff, evtl. Zitronensaft für den Tee

Zwischenmahlzeit (100 kcal, 1 BE)

Fruchtjoghurt

1 Becher fettarmer Fruchtjoghurt mit Süßstoff, Zimt zum Abschmecken

2 Gläser kalziumreiches Mineralwasser (500 ml)
1 Spritzer Zitronensaft, evtl. Süßstoff oder Zucker

Mittagessen (364 kcal, 3 BE)

Klare Gemüsebrühe, Kabeljau mit Senfsoße, Broccoli, Pellkartoffeln und 1/2 Banane

1 große Tasse klare Gemüsebrühe (200 ml)

160 g Pellkartoffeln, 100 g Kabeljaufilet, 2 EL Senfsoße, 250 g Broccoli fluoridiertes Jodsalz mit Folsäure, Pfeffer, Kräuter und Gewürze nach Belieben

1/2 Banane

1 großes Glas kalziumreiches Mineralwasser (250 ml),
1 Spritzer Mandarinensaft, evtl. Süßstoff oder Zucker

Zwischendurch (157 kcal, 2 BE)

Knäckebrot mit Frischkäse und Bananenscheiben

1/2 Banane, 1–2 Scheiben Knäckebrot (20 g), 1 EL Frischkäse, Zimt zum Bestäuben

2 Tassen Kaffee oder Tee (250 ml), Kondensmilch (4 % Fett), Zucker oder Süßstoff, evtl. Zitronensaft für den Tee

Abendessen (420 kcal, 4 BE)

Sonnenblumen-Vollkornbrot mit Harzer Käse und gekochtem Schinken, Tomatensalat und eine frische Birne

2 Scheiben Sonnenblumen-Vollkornbrot (frisch getoastet), 10 g Halbfettmargarine, 30 g Harzer Käse, Zwiebelringe nach Belieben, 1 Scheibe gekochter Schinken, Meerrettich nach Belieben, 200 g Tomaten, 1 TL Olivenöl (extra vergine), 1 EL Balsamessig, 1/2 Knoblauchzehe, 1/2 rote Zwiebel, Schnittlauch, Petersilie, fluoridiertes Jodsalz mit Folsäure, Pfeffer Süßstoff nach Belieben, dazu oder danach (Spätmahlzeit): 1 frische Birne

2–3 Tassen Tee (375 ml), Kondensmilch (4 % Fett), Zucker oder Süßstoff, evtl. Zitronensaft

Zwischendurch

1 Flasche Mineralwasser

Hinweise

Der Beispielplan enthält:

1400 Kilokalorien/
5880 Kilojoule
80 g Eiweiß
28 g Fett
203 g Kohlenhydrate
39 g Ballaststoffe
250 mg Vitamin C
8 mg Vitamin E
950 mg Kalzium

Während einer Reduktionskost ist der Bedarf an wichtigen Vitaminen und Mineralstoffen im Durchschnitt nicht zu decken. Die Einnahme eines Multi-Vitamin-Mineralstoffpräparates ist zu empfehlen.
In jedem Falle sollten Diabetiker Chrom und Zink zusätzlich einnehmen, da ihr Bedarf an diesen Mikronährstoffen deutlich oberhalb der Empfehlungen für Gesunde liegt.
Dieser Beispielplan eignet sich hervorragend für Diabetiker, die langsam abnehmen wollen. Der Eiweißgehalt beugt dem Abbau von Körpereiweiß vor und hemmt so den Jojo-Effekt. Der Ballaststoffgehalt sättigt und die Kohlenhydrate lassen den Blutzuckerspiegel nur milde ansteigen. Diabetiker, die keine Zwischenmahlzeiten einhalten müssen oder wollen, können diese in die Hauptmahlzeiten einbeziehen.

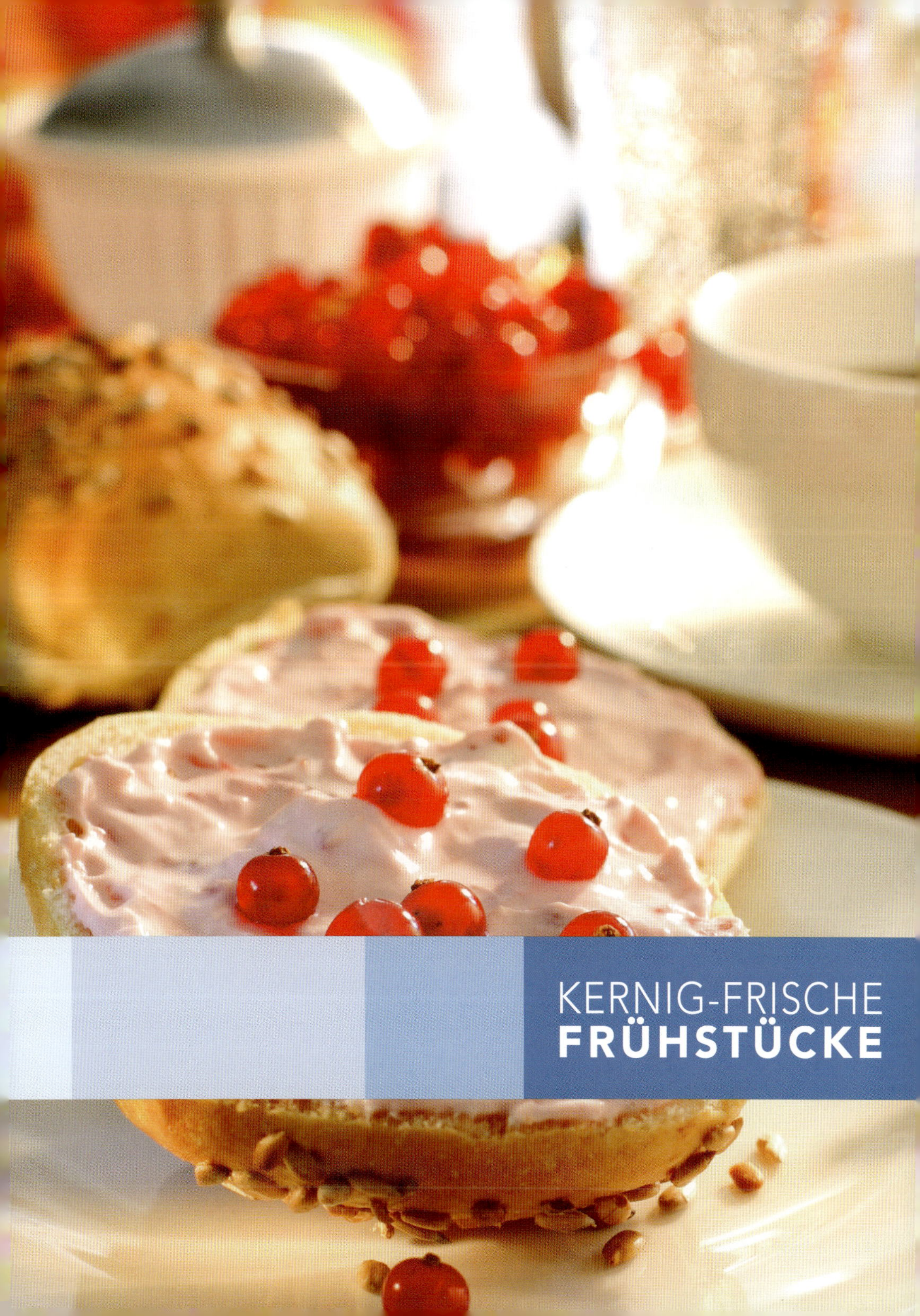

KERNIG-FRISCHE FRÜHSTÜCKE

Damit Sie einen guten Start in den Tag haben, ist es wichtig, ein vollwertiges, ballaststoffreiches und leckeres Frühstück zu sich zu nehmen, das nicht belastet und trotzdem lang anhaltend satt macht. Nach dem Frühstück haben viele Diabetiker die höchsten Blutzuckerwerte des Tages. Mit diesen Rezepten entgehen Sie der „Hyperglykämie-Falle" Frühstück.
Unsere Frühstücks-Rezepte sind schnell zubereitet und versüßen Ihnen den Tag. Neben wertvollem Getreide, das den Blutzuckerspiegel nur langsam steigert, sind immer auch frisches Obst und Milchprodukte mit von der Partie.
Wenn Sie vor dem Frühstück Leinsamen oder Plantago ovata-Samenschalen mit einem Glas Wasser einnehmen, steigt der Blutzucker noch langsamer an.
Insgesamt bekommen Sie gleich morgens die Extraportion Vitamine und Mineralstoffe – und Morgenmuffel haben keine Chance!

Exotischer Obstsalat

gelingt leicht

Zutaten für 2 Portionen
2 frische Feigen
2 getrocknete Datteln
1 Mango
2 Kiwis
Saft von zwei Orangen
2 TL Kürbiskerne
2 TL Leinsamen oder Plantago ovata-Samenschalen
Zubereitungszeit: 15 Minuten

Zubereitung

Die Feige halbieren. Eine Hälfte in dünne Scheiben schneiden, die andere Hälfte vierteln. Dattel in kleine Würfel schneiden, Mango schälen und in dünne Spalten schneiden und Kiwi schälen.

Das Obst auf einem Teller anrichten, mit Orangensaft beträufeln. Mit Kürbiskernen und Leinsamen bestreuen.

Eine Portion enthält:
242 Kilokalorien
5 g Eiweiß
4 g Fett
45 Kohlenhydrate
7 g Ballaststoffe
5 BE

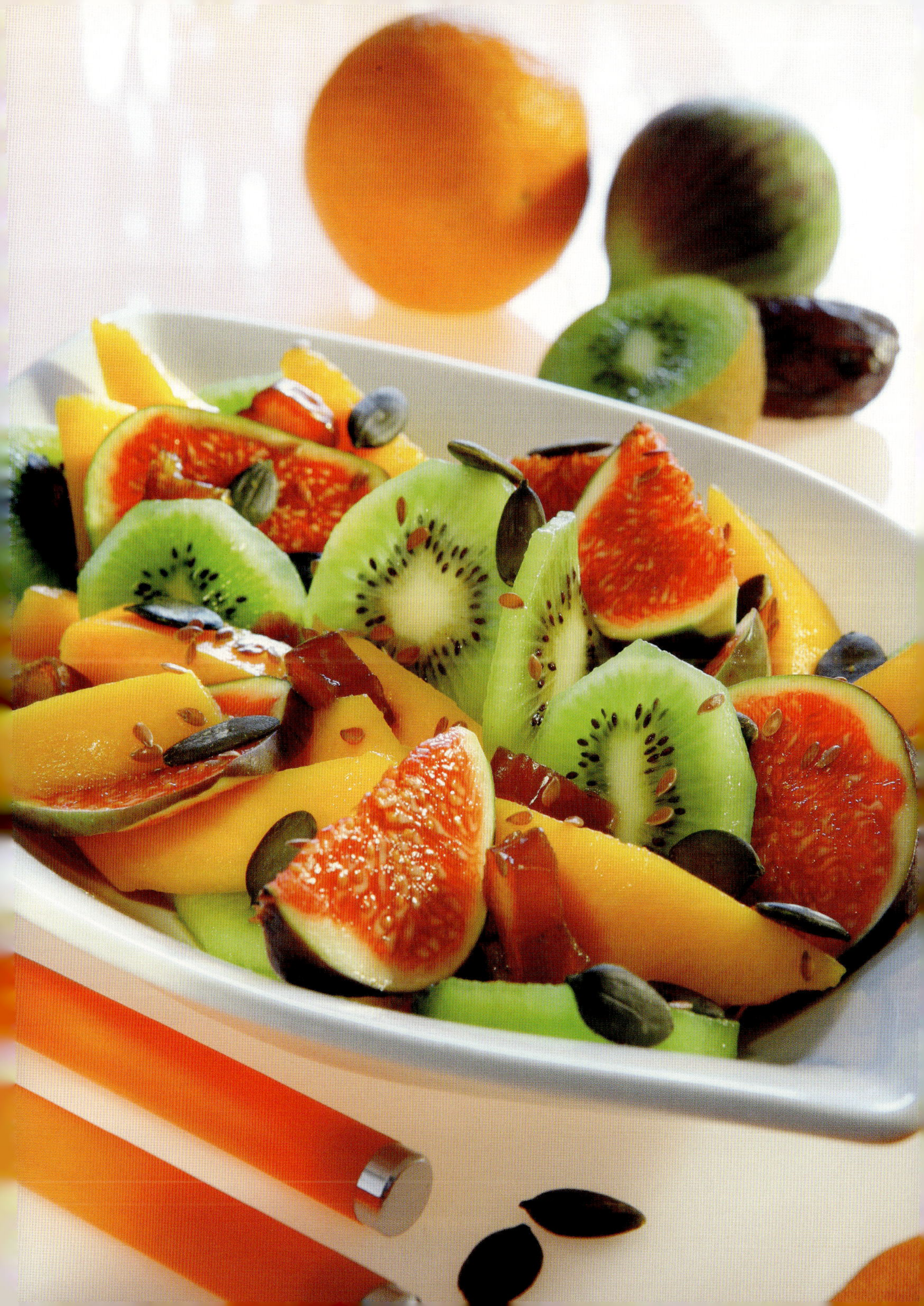

Frischkornmüsli

braucht etwas mehr Zeit

Zutaten für 2 Portionen
50 g Weizenkörner (geschrotet)
1 EL Leinsamen oder Plantago ovata-Samenschalen
1 EL Haferkleie oder Pektin
1–2 Äpfel (150 g)
Zitronensaft
Süßstoff
1 Trockenpflaume
Zimt
150 g Kefir (fettarm)
Zubereitungszeit: 10 Minuten
Quellzeit: 10 Stunden

Zubereitung

Die frisch geschroteten Weizenkörner über Nacht abgedeckt im Kühlschrank in Wasser mit etwas Zitronensaft und Süßstoff einweichen und quellen lassen. Am nächsten Morgen vor der Zubereitung des Müslis das Einweichwasser abgießen.

Apfel waschen, Kerngehäuse ausstechen und grob raffeln, mit Zitronensaft beträufeln. Die Trockenpflaume klein schneiden. Alle Zutaten miteinander vermischen, abschmecken und nach Belieben mit Zimt bestreuen.

Eine Portion enthält:
393 Kilokalorien
16 g Eiweiß
9 g Fett
61 g Kohlenhydrate
16 g Ballaststoffe
5 BE

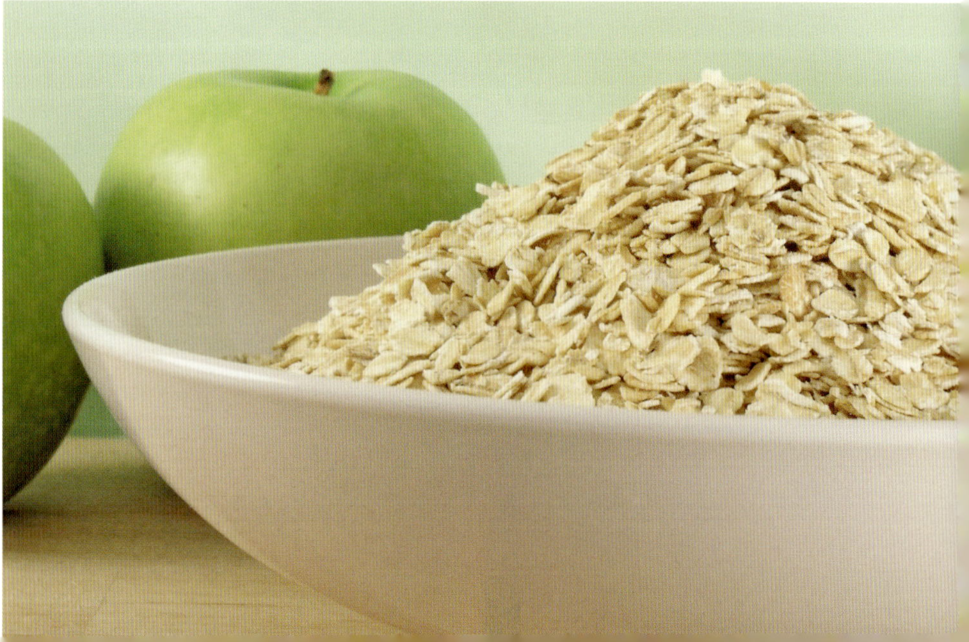

Haferflockenmüsli

gelingt leicht

Zutaten für 2 Portionen
300 g fettarme Dickmilch oder Joghurt, 1,5 % Fett
flüssiger Süßstoff
2 kleine Äpfel (200 g)
Zitronensaft
1 EL Sonnenblumenkerne
4 EL Vollkornhaferflocken
Zubereitungszeit: 15 Minuten

Zubereitung

Die Dickmilch oder den Joghurt in eine Schüssel geben und mit flüssigem Süßstoff glatt rühren.

Äpfel waschen, vierteln, das Kerngehäuse entfernen. Die Viertel grob raffeln und mit Zitronensaft beträufeln, damit sie nicht braun werden. Sonnenblumenkerne und Haferflocken trocken in einer Pfanne anrösten.

Nach dem Abkühlen die gerösteten Sonnenblumenkerne und Haferflocken unter die Äpfel-Dickmilch-Masse mengen. Das Müsli auf zwei Schälchen verteilen.

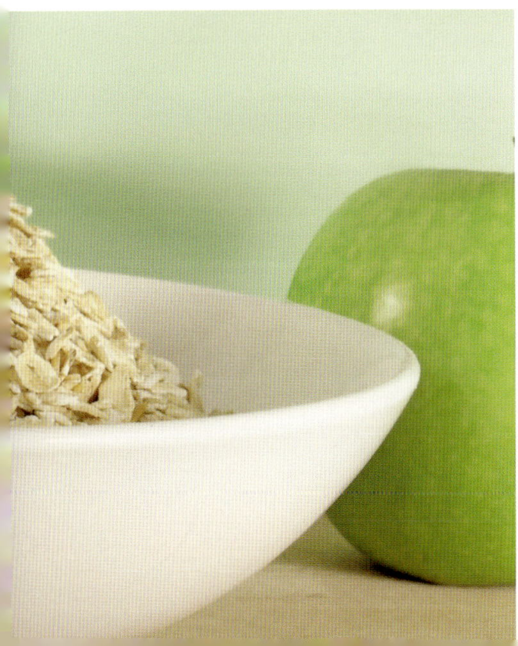

Eine Portion enthält:
246 Kilokalorien
10 g Eiweiß
8 g Fett
30 g Kohlenhydrate
6 g Ballaststoffe
2,5 BE

Tipps & Hinweise

Typ-1-Diabetiker: Das Getreide, Obst, Milchprodukt und Trockenobst werden nach BE berechnet.

Trocken angeröstete Leinsamen oder Sesamsamen erhöhen neben dem Ballaststoffgehalt auch den Geschmack. Unter „trocken anrösten" versteht man das kurze Bräunen von Samen oder Nüssen in der Pfanne ohne weitere Zugabe von Fett, da diese bereits ölhaltig sind.

Fitness-Frühstück

etwas teurer

Zutaten für 2 Portionen
250 g Erdbeeren
160 g Müsli (ungezuckert)
1/4 l Milch, 1,5 % Fett
2 EL Weizenkleie oder Haferkleie
2 Gläser (0,4 l) Gemüsesaft (z. B. Karottensaft)
2 Scheiben gekochter Schinken (ca. 60 g)
2 Tomaten (ca. 60 g)
2 Eier
2 Reisscheiben
2 EL Schnittlauchröllchen
Zubereitungszeit: 20 Minuten

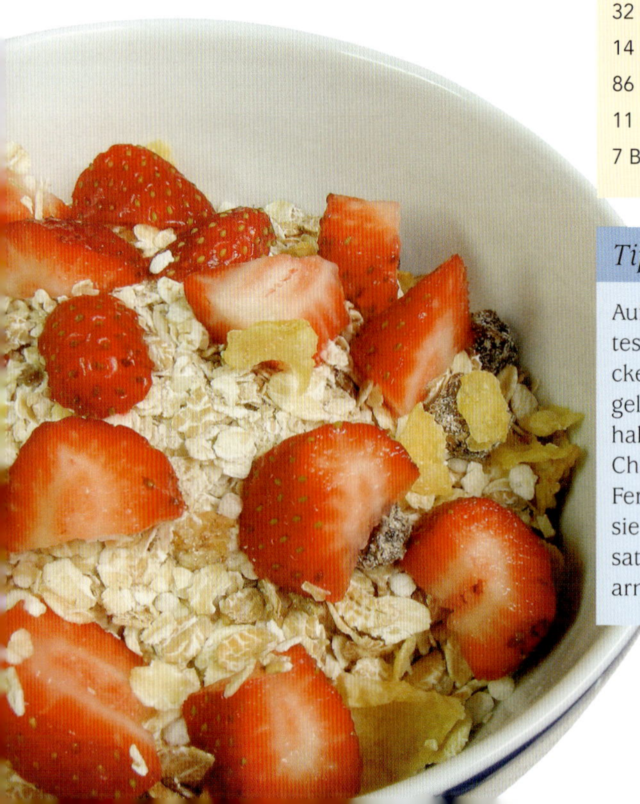

Zubereitung

Die Erdbeeren waschen und putzen, in mundgerechte Stücke schneiden. Die Erdbeeren mit dem Müsli vermischen und mit Milch übergießen.

Die Weizenkleie in den Gemüsesaft rühren. Den gekochten Schinken und die Tomaten fein würfeln, die Eier verquirlen, mit dem Schinken mischen und in einer kleinen, beschichteten Pfanne als Rührei braten.

Das Rührei auf den Reisscheiben anrichten und mit Schnittlauch bestreuen, die Erdbeer-Müsli-Mischung in ein Schälchen füllen und dazu reichen. Kaffee oder Tee können Sie nach Wunsch dazu trinken.

Eine Portion enthält:

596 Kilokalorien
32 g Eiweiß
14 g Fett
86 g Kohlenhydrate
11 g Ballaststoffe
7 BE

Tipps & Hinweise

Aufgrund des hohen Ballaststoffgehaltes steigert Müsli, sogar wenn es Trockenobst enthält, den Blutzuckerspiegel nur mäßig. Es sorgt für lang anhaltende Sättigung und senkt den Cholesterinspiegel. Achten Sie bei Fertigmüsli-Mischungen darauf, dass sie ungezuckert sind (ohne Zuckerzusatz). Bereiten Sie Ihr Müsli mit fettarmen Milchprodukten zu.

Vollkornmüsli mit Früchten

geht schnell

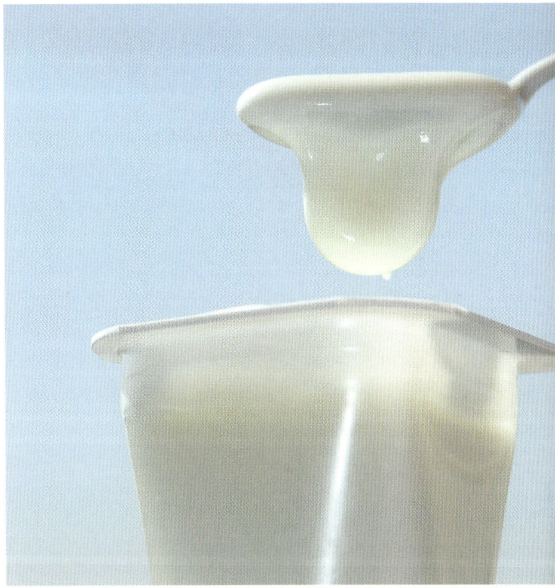

Zutaten für 2 Portionen
2 EL Vollkorn-Müsli ohne Zuckerzusatz (30 g)
2 EL Leinsamen, ungeschält oder Plantago ovata-Samenschalen (20 g)
200 g Joghurt, 1,5 % Fett
2 TL Zitronensaft
Süßstoff
2 kleine Äpfel (200 g)
100 g Trauben
Zubereitungszeit: 15 Minuten

Zubereitung

Das Müsli mit Leinsamen mischen. Joghurt cremig rühren, mit Zitrone und Süßstoff abschmecken und über das Müsli geben.

Den Apfel waschen, vierteln, vom Kerngehäuse befreien und in kleine Stücke schneiden. Die Trauben ebenfalls gründlich waschen, Stiele entfernen, halbieren und Kerne entfernen.

Die vorbereiteten Früchte unter das Müsli heben und vor dem Verzehr noch einmal kurz durchziehen lassen.

Eine Portion enthält:

280 Kilokalorien
9 g Eiweiß
7 g Fett
44 g Kohlenhydrate
6 g Ballaststoffe
3,5 BE

Tipps & Hinweise

Verwenden Sie frisches Obst je nach Saison (besonders lecker schmeckt dieses Rezept auch mit frischen Erdbeeren), und variieren Sie das Milchprodukt nach Belieben – wählen Sie anstatt Joghurt einmal Dickmilch, Kefir oder Milch (fettarme Sorten).

Frischer Obstsalat

geht schnell

Zutaten für 2 Portionen
1 kleine Blutorange (ca. 100 g)
2 geh. EL Beerenfrüchte (Erdbeeren, Himbeeren, Heidelbeeren) (ca. 60 g)
1 kleiner Apfel (ca. 100 g)
Zitronensaft
Süßstoff
Zitronenmelisse zum Garnieren
Zubereitungszeit: 15 Minuten

Zubereitung

Die Blutorange schälen, häuten und in kleine Würfel schneiden. Die Beerenfrüchte zupfen und waschen. Erdbeeren nach dem Waschen zusätzlich halbieren. Den Apfel waschen und in kleine Würfel schneiden.

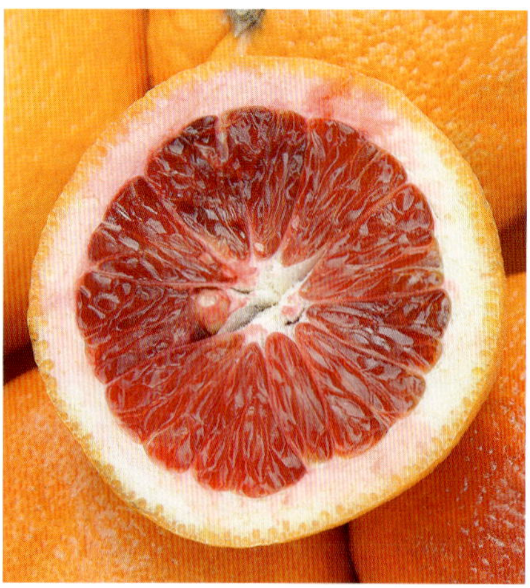

Das Obst in einer kleinen Schale miteinander vermischen und mit etwas Zitronensaft beträufeln, zum Schluss mit Süßstoff abschmecken.

Alles auf einem Teller anrichten und mit Zitronenmelisse garnieren.

Eine Portion enthält:

57 Kilokalorien
1 g Eiweiß
1 g Fett
12 g Kohlenhydrate
4 g Ballaststoffe
1 BE

Tipps & Hinweise

Typ-1-Diabetiker: Obst muss nach BE berechnet werden.

Obst und auch Gemüse sind relativ vitamin- und mineralstoffreich. Die meisten Obstsorten enthalten vor allem reichlich Vitamin C. Vitamin C beugt Folgeschäden des Diabetes vor, da es die „Glykosilierung“ vermindert. Essen Sie also reichlich Vitamin-C-reiches Obst und Gemüse.

Obst sollte wenn möglich mit Schale verzehrt werden. Einige Obstsorten wie zum Beispiel Beerenfrüchte haben reichlich Ballaststoffe.

Für Diabetiker sind alle Obstsorten geeignet – natürlich auch Bananen und Trauben.

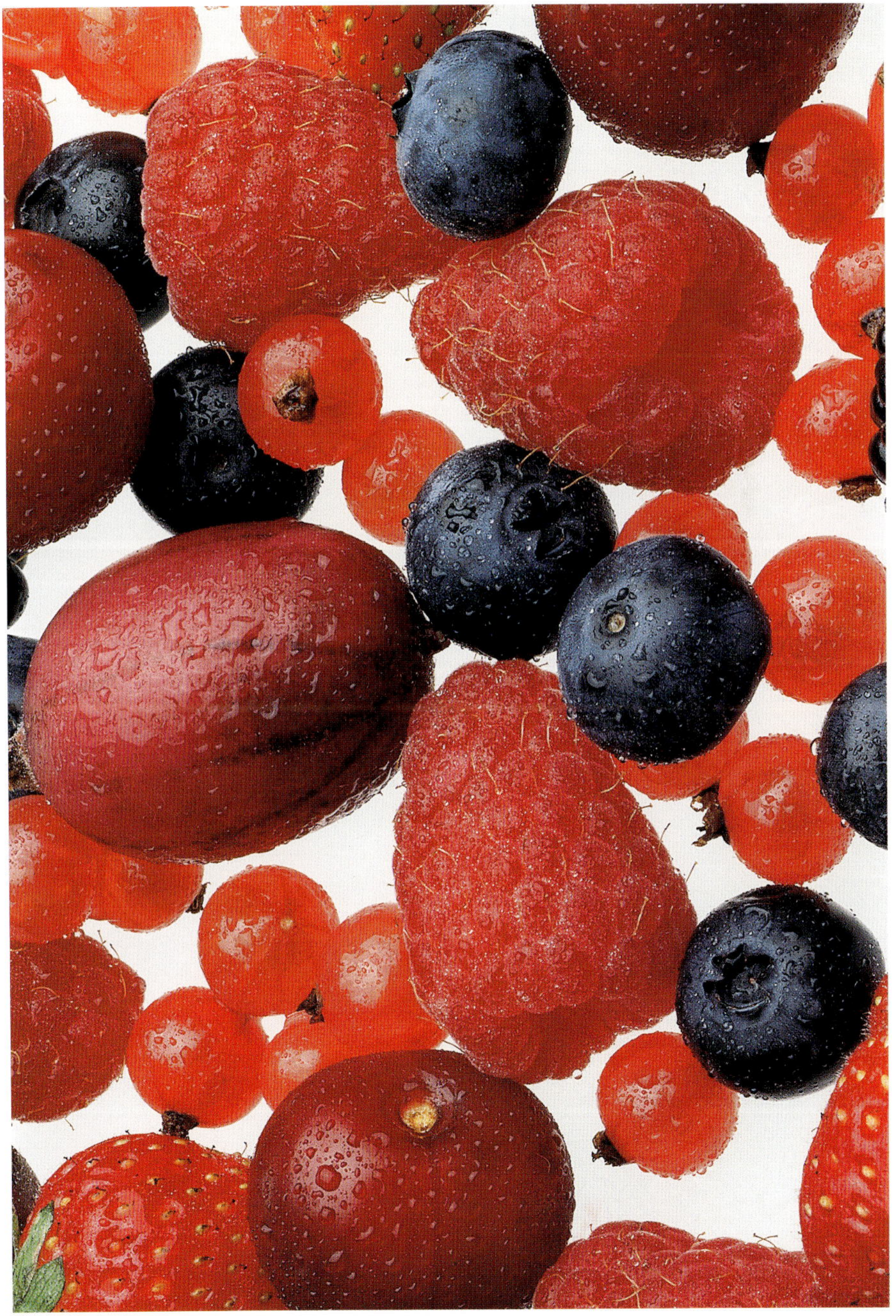

Sonntagsfrühstück

etwas teurer

Zutaten für 2 Portionen
2 Vollkornbrötchen
2 Scheiben Dinkelvollkornbrot
20 g Diät-Halbfettmargarine
2 Portionen Diabetikerkonfitüre (mit Fruktose und Süßstoff) (ca. 40 g)
2 Portionen Weichkäse, 45 % F.i.Tr. (60 g)
4 EL Radieschen (ca. 60 g)
1 TL Meerrettich (Tube) (ca. 10 g)
2 Portionen geräucherter Lachs (ca. 60 g)
Zubereitungszeit: 20 Minuten

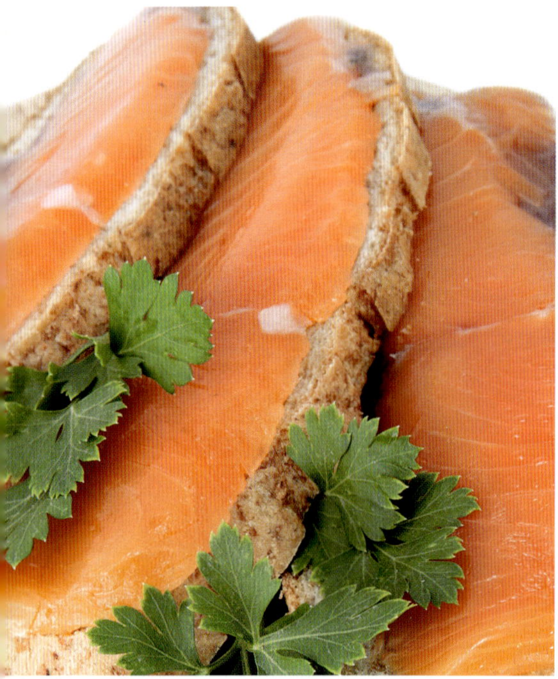

Zubereitung

Beide Vollkornbrötchen in der Mitte halbieren, jeweils die eine Hälfte mit Butter und der Diabetikerkonfitüre bestreichen. Die andere Hälfte mit Weichkäse belegen, die Radieschen waschen, putzen und als Garnitur auf die Brötchenhälften geben.

Brotscheiben toasten, mit Meerrettich bestreichen und Lachsscheiben darauf verteilen.

Genießen Sie zu diesem besonderen Frühstück Kaffee oder Tee als Getränke.

Eine Portion enthält:
430 Kilokalorien
22 g Eiweiß
14 g Fett
54 g Kohlenhydrate
10 g Ballaststoffe
5 BE

Tipps & Hinweise

Diät-Halbfettmargarine mit Phytosterinen senkt wirksam das Cholesterin; dadurch beugen Sie Arteriosklerose und Herzinfarkt vor.

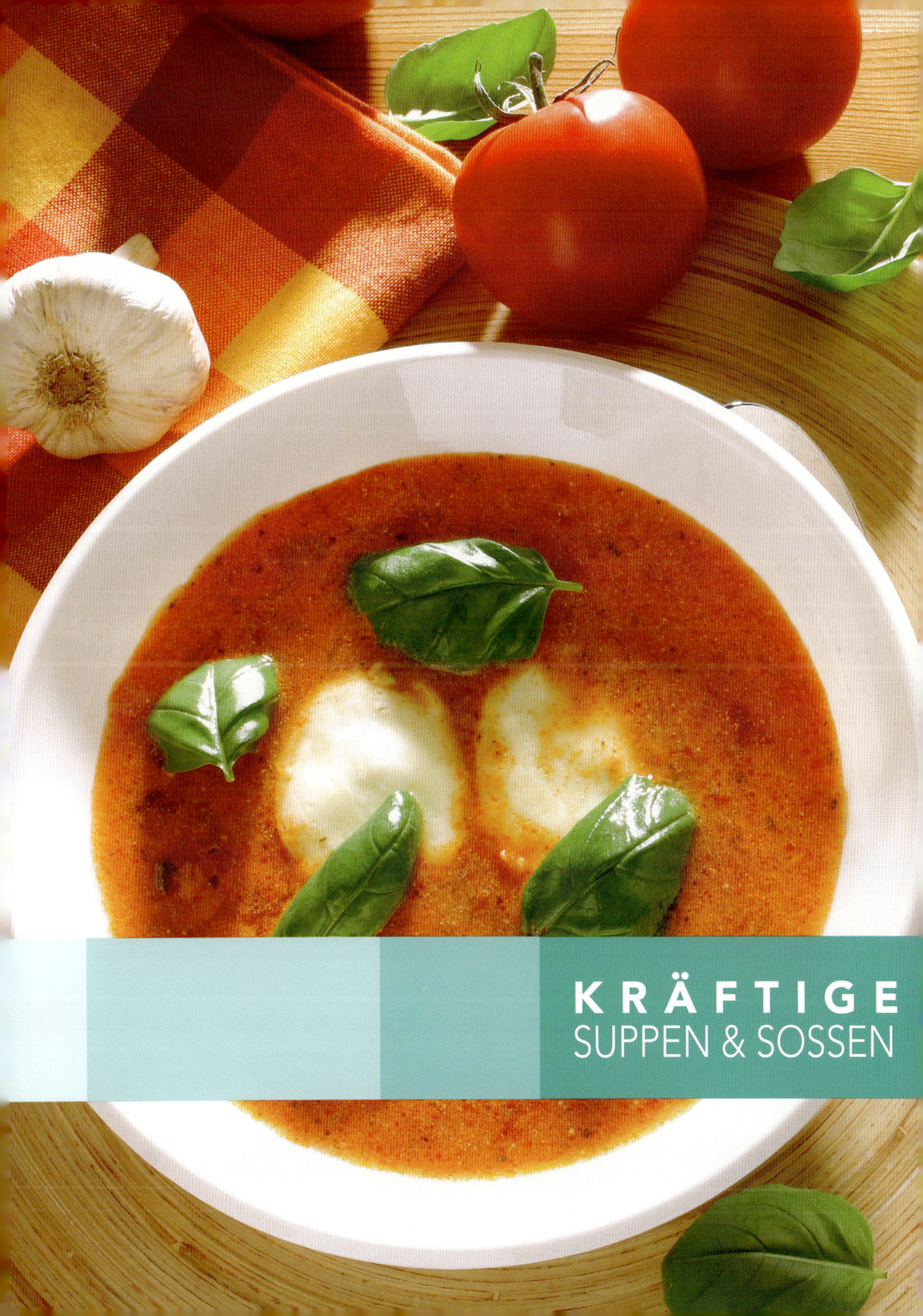

KRÄFTIGE SUPPEN & SOSSEN

Ob als kleine Zwischenmahlzeit oder als vollwertige Hauptmahlzeit – Suppen kann man heute in so vielen Varianten zubereiten, dass bestimmt für jeden Geschmack etwas dabei ist. Der große Vorteil für Diabetiker, die die BE berechnen müssen: Bei Suppen aus frischem Gemüse bleibt das Gemüse unberechnet. Sind zudem Hülsenfrüchte mit im Spiel, bleiben Sie lange satt. Auch Hülsenfrüchte müssen nicht nach BE berechnet werden, da sie reichlich Ballaststoffe liefern.

Für übergewichtige Diabetiker ist toll, dass Gemüsesuppen kalorienarme „Sättigungsbomben" sind, die schlank machen.

Eine herzhafte Alternative zu dem herkömmlichen Einerlei aufs Brot bieten Ihnen unsere frischen Brotbeläge, von denen manche auch als Dip zu Pellkartoffeln oder Rohkost geeignet sind.

Holsteiner Schlemmersuppe

preisgünstig

Zutaten für 2 Portionen
6 Scheiben Roggenvollkornbrot
1 EL Rapsöl (15 ml)
1/2 l Gemüsebrühe
2 EL Schlagsahne (30 ml)
2 EL Milch, 1,5 % Fett (30 ml)
2 EL geriebener Gouda, 45 % F.i.Tr.
2 Scheiben gekochter Schinken (60 g)
fluoridiertes Jodsalz mit Folsäure
Pfeffer
Schnittlauch
Zubereitungszeit: 30 Minuten

Zubereitung

Das Brot würfeln. Öl erhitzen und Brot darin anrösten. Ein Drittel des gerösteten Brotes herausnehmen und zur Seite stellen.

Den Rest des gerösteten Brotes mit Brühe auffüllen, kurz aufkochen lassen und dann mit einem Pürierstab zerkleinern.

Sahne und Milch mit dem geriebenen Käse verrühren, in die Suppe geben und mit Salz und Pfeffer kräftig abschmecken.

Den gekochten Schinken in Stücke schneiden, in die Suppe geben und kurz

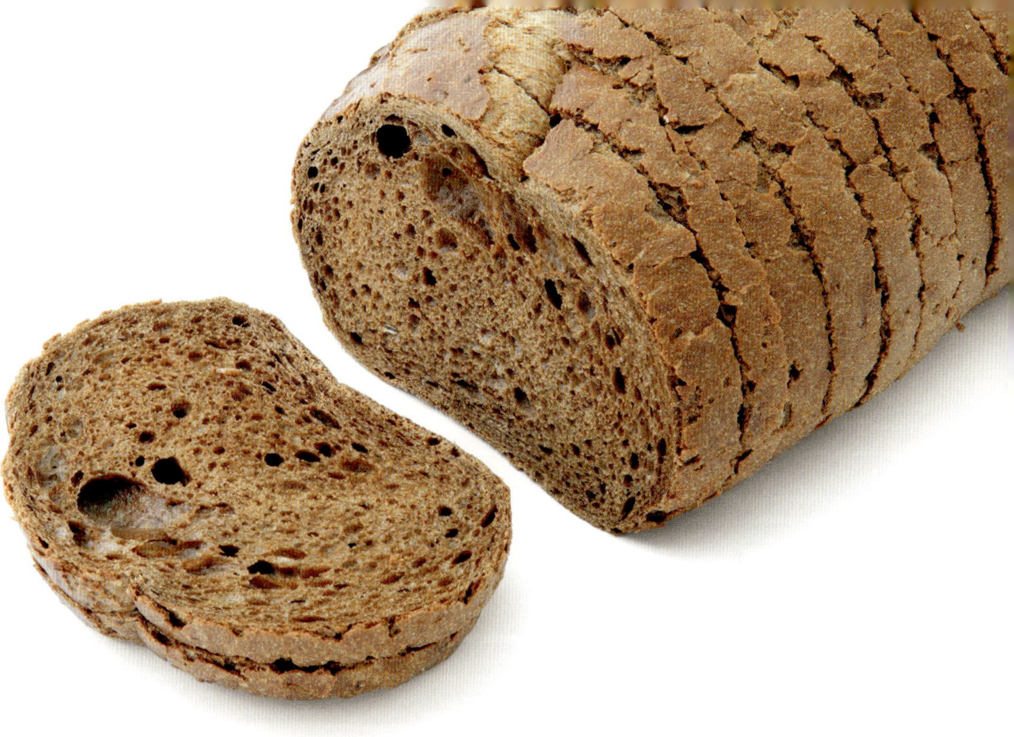

erhitzen. Den Schnittlauch waschen, trocken tupfen und in feine Röllchen schneiden.

Die Suppe in die Suppenteller füllen und mit dem gerösteten Brot und den Schnittlauchröllchen bestreut servieren.

Eine Portion enthält:

578 Kilokalorien

27 g Eiweiß

24 g Fett

61 g Kohlenhydrate

14 g Ballaststoffe

6 BE

Tipps & Hinweise

Aufgrund der Nährstoffverteilung ist diese Suppe als Hauptgericht empfehlenswert.

Bei langsamer Umstellung auf Vollkornprodukte ist eine Halbierung der Brotmenge empfehlenswert.

Die fettarme Variante: Verwenden Sie anstelle von Sahne Kondensmilch mit 4 % Fett und einen Käse mit 30 % Fett i. Tr.

Steckrübeneintopf

preisgünstig

Zutaten für 2 Portionen
200 g Schweinenacken ohne Knochen
1 kleine Zwiebel
1/2 Bund frischer Thymian
1 EL Rapsöl (15 ml)
1/8 l trockener Weißwein
1/2 l Gemüsebrühe
fluoridiertes Jodsalz mit Folsäure
Pfeffer
Curry
1/2 Steckrübe (ca. 500 g)
1 säuerlicher Äpfel (z. B. Elstar) (ca. 100 g)
2 mittlere Karotten (ca. 100 g)
abgeriebene Schale und Saft einer Zitrone
Zubereitungszeit: 35 Minuten
Garzeit: 1 Stunde

Zubereitung

Das sichtbare Fett an dem Fleisch abschneiden. Danach das Fleisch mit Küchenkrepp trocken tupfen und in Würfel schneiden.

Die Zwiebel schälen, halbieren und würfeln. Thymian waschen, trocken tupfen und die Blättchen von den Stielen zupfen.

Das Rapsöl in einem Bratentopf erhitzen. Fleisch unter mehrmaligem Wenden rundherum darin anbraten, bis es eine knusprige Farbe hat.

Die gewürfelten Zwiebeln dazugeben und glasig dünsten. Fleisch mit Weißwein und Brühe ablöschen. Thymian, Salz und Pfeffer dazugeben und alles zugedeckt 50 Minuten garen lassen.

Die Steckrübe waschen, schälen, in Scheiben schneiden und würfeln. Äpfel waschen, nicht schälen und in Spalten schneiden. Karotten waschen, putzen und ebenfalls in Scheiben schneiden.

Das klein geschnittene Gemüse, Äpfel, Zitronensaft und Zitronenschale während der letzten 15 Minuten Garzeit zum Fleisch geben und mitkochen lassen. Nach Ende der Garzeit das Gericht mit den Gewürzen nochmals herzhaft abschmecken.

Eine Portion enthält:
511 Kilokalorien
34 g Eiweiß
23 g Fett
29 g Kohlenhydrate
14 g Ballaststoffe
0,5 BE

Tipps & Hinweise

Aufgrund der Nährstoffverteilung ist diese Suppe als Hauptgericht empfehlenswert.

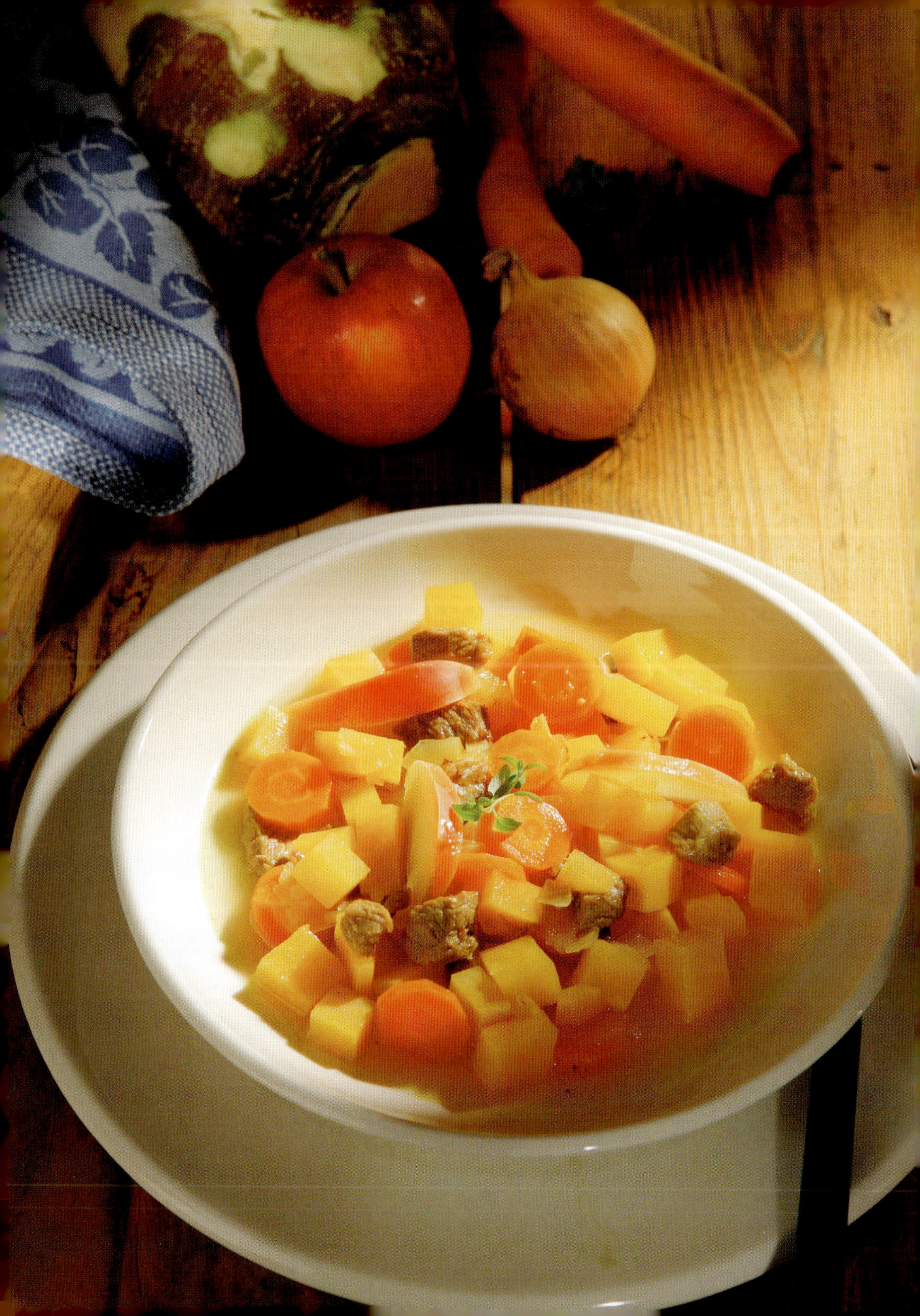

Tomaten-Kartoffel-Minestrone

geht schnell

Zutaten für 2 Portionen
1 Zwiebel
1 Knoblauchzehe
2 Staudensellerie
1 EL Olivenöl (15 ml)
2 TL Oregano
1/2 l Gemüsebrühe
1 mittelgroße Kartoffel
5 kleine Tomaten (ca. 300 g)
Tabasco
Pfeffer
fluoridiertes Jodsalz mit Folsäure
1 EL Balsamicoessig
flüssiger Süßstoff nach Belieben
frischer Basilikum
frische Petersilie
1 EL Leinsamen oder Plantago ovata-Samenschalen
Zubereitungszeit: 35 Minuten
Garzeit: 30 Minuten

Zubereitung

Die Zwiebel schälen und in feine Würfel schneiden, Knoblauchzehe schälen und fein hacken. Staudensellerie waschen und in Stücke schneiden.

Öl in einen Topf geben und die Selleriestücke mit Oregano sowie Knoblauch- und Zwiebelwürfeln darin 5 Minuten andünsten. Mit der Gemüsebrühe aufgießen.

Kartoffeln schälen, waschen und würfeln. Tomaten waschen, den Stengelansatz entfernen und das Fruchtfleisch in kleine Stücke würfeln.

Kartoffeln und Tomaten zu den übrigen Zutaten in den Topf geben und 30 Minuten garen.

Nach Ende der Garzeit die Minestrone mit den Gewürzen pikant abschmecken und die gewaschenen und gehackten Kräuter darüber streuen.

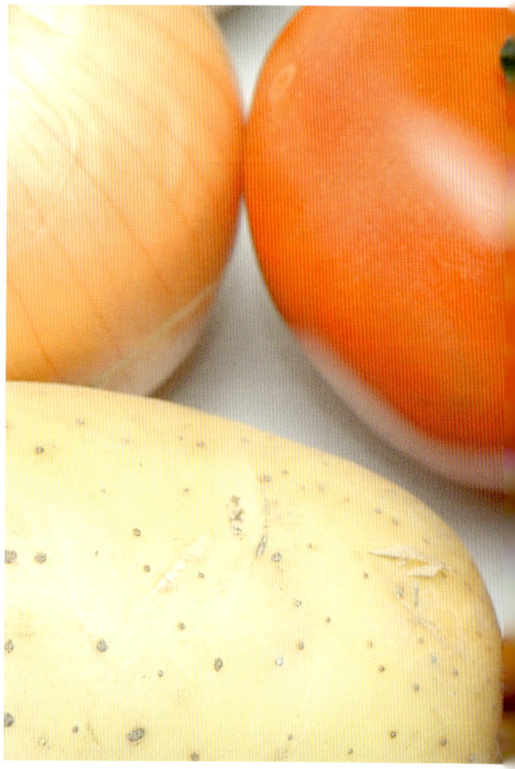

Das Gericht mit Leinsamen bestreut servieren.

Eine Portion enthält:

168 Kilokalorien

5 g Eiweiß

10 g Fett

15 g Kohlenhydrate

7 g Ballaststoffe

0,5 BE (das Gemüse bleibt unberechnet)

Tipps & Hinweise

Typ-1-Diabetiker: Kartoffeln, Reis oder Nudeln müssen nach BE berechnet werden.

Suppen sind schon allein aufgrund ihres hohen Wassergehaltes relativ kalorienarm. Wenn Sie die BEs berechnen müssen, kochen Sie Reis oder Nudeln extra ab und geben Ihre Portion direkt auf den Teller.

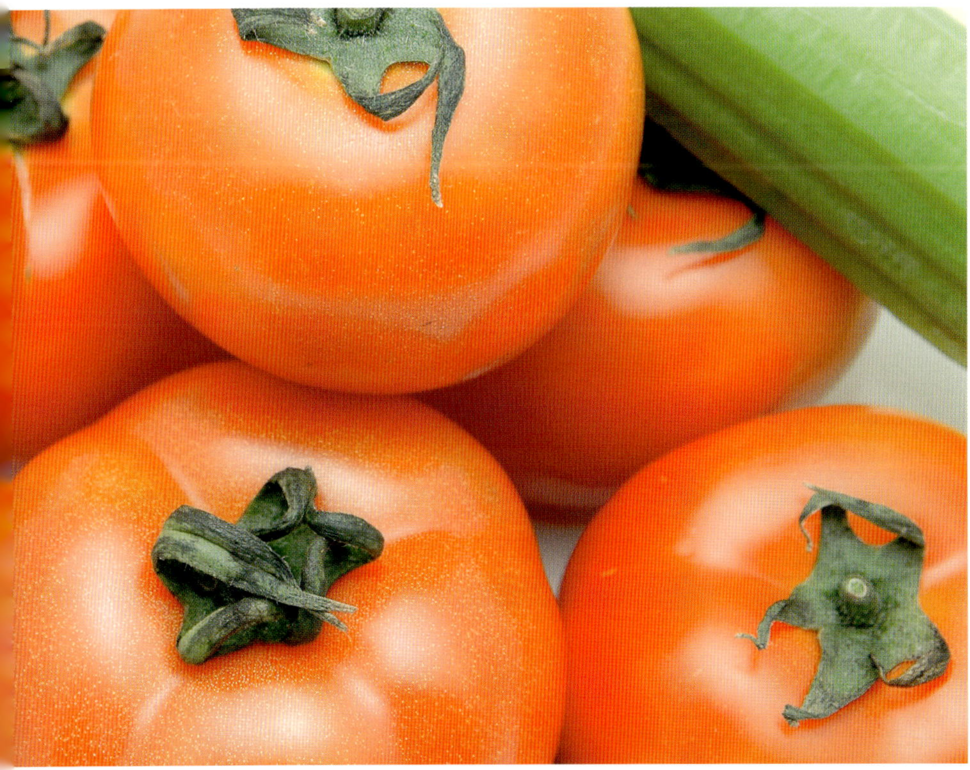

Mediterraner Linseneintopf

preisgünstig

Zutaten für 2 Portionen
75 g Linsen
Gemüsebrühe
1/2 mittelgroße Zwiebel
1/2 Knoblauchzehe
1/2 Lauchstange (ca. 50 g)
2 kleine Tomaten (ca. 60 g)
1/2 Karotte (ca. 50 g)
1 TL Olivenöl (5 ml)
2 EL Tomatenmark
fluoridiertes Jodsalz mit Folsäure
Pfeffer
Majoran
2 Portionen Schafskäse, 45 % F.i.Tr. (60 g)

Zubereitungszeit: 45 Minuten
Garzeit: 15 Minuten
Einweichzeit: 2 Stunden

Zubereitung

Die Linsen zwei Stunden in Wasser einweichen. Danach das Einweichwasser wegschütten und die Linsen in der Gemüsebrühe ca. 15 Minuten al dente garen. Die Linsen zur Seite stellen, die Brühe nicht abgießen.

Zwiebel und Knoblauch schälen und fein würfeln. Von dem Lauch die äußerste Schale und eventuell oben vom Grün etwas abschneiden. Die Lauchstange der Länge nach halbieren und unter fließend kaltem Wasser gründlich waschen. Den Lauch der Breite nach in Streifen schneiden.

Die Tomaten waschen, die Karotte waschen und schälen, alles in mundgerechte Stücke schneiden.

Die Tomaten in ein extra Gefäß geben.

Olivenöl in einem Topf erhitzen. Nacheinander die gewürfelte Zwiebel, Karottenscheiben, den gewürfelten Knoblauch, Lauchstücke und zum Schluss Tomatenviertel und Tomatenmark unter Rühren darin anschwitzen. Mit den in Gemüsebrühe gegarten Linsen aufgießen.

Den Linseneintopf mit Salz, Pfeffer und Majoran abschmecken und vor dem Servieren mit feinen Schafskäsewürfeln bestreuen und vorsichtig unterziehen.

Eine Portion enthält:
412 Kilokalorien
34 g Eiweiß
12 g Fett
53 g Kohlenhydrate
13 g Ballaststoffe
0 BE (wie alle Gemüsesorten bleiben auch Hülsenfrüchte unberechnet)

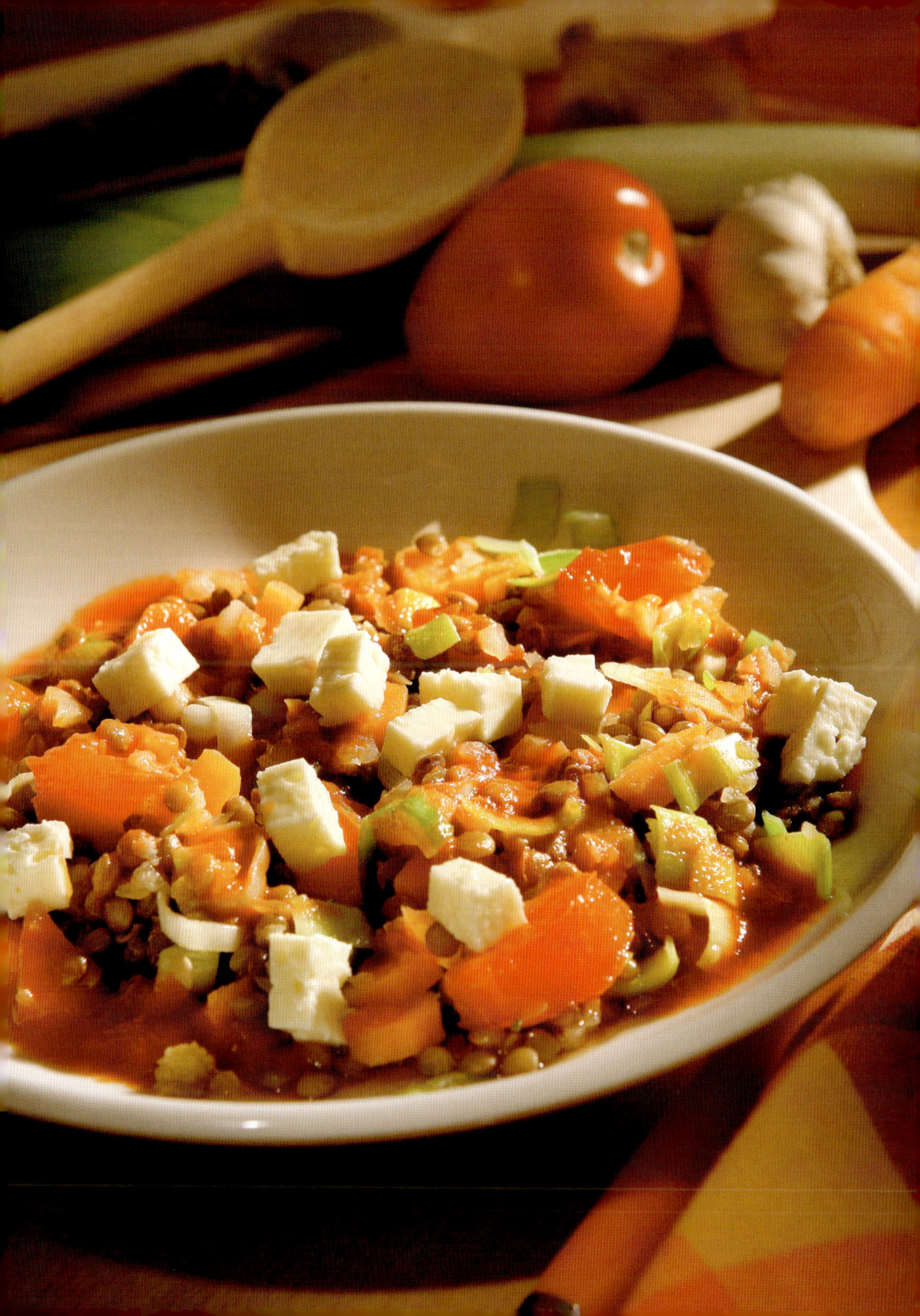

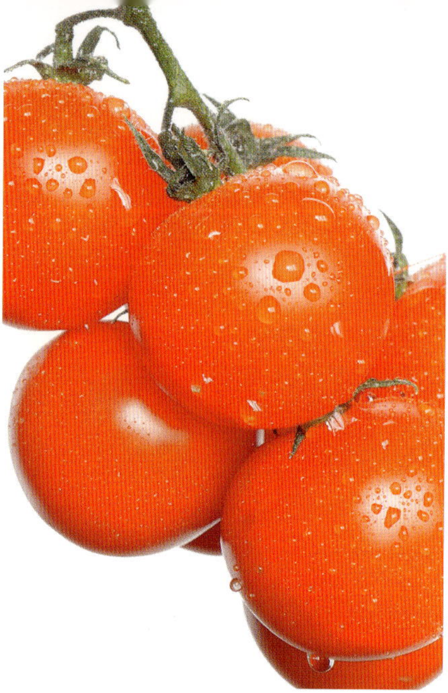

Zubereitung

Zwiebeln schälen und fein hacken. Pflanzenöl erhitzen und Zwiebelwürfel darin glasig dünsten. Tomaten waschen, vierteln und zu den Zwiebeln geben. Weißwein, Süßstoff und Tomatenmark einrühren und das Ganze zu einem dicken Brei einkochen lassen (ca. 20 Minuten). Mit Salz und Pfeffer würzen.

Die eingekochte Tomatenmasse durch ein feines Sieb passieren, danach die grünen Pfefferkörner untermengen.

Diese Soße kann warm oder kalt zu gegrilltem Fleisch, Fisch oder Gemüse gegessen werden.

Würzige Tomatengrillsoße

gut vorzubereiten

Zutaten für 6 Portionen

- 2 mittelgroße Zwiebeln
- 2 EL Pflanzenöl
- 1 kg Tomaten
- 6 EL trockener Weißwein
- flüssiger Süßstoff nach Belieben
- 2 EL Tomatenmark
- 1 TL fluoridiertes Jodsalz mit Folsäure
- 1 TL weißer Pfeffer
- 3 TL grüne Pfefferkörner

Zubereitungszeit: 45 Minuten
Kochzeit: 20 Minuten

Eine Portion enthält:

94 Kilokalorien
2 g Eiweiß
5 g Fett
8 g Kohlenhydrate
4 g Ballaststoffe
0 BE

Tipps & Hinweise

Gemüse enthält reichlich sekundäre Pflanzenstoffe. In Tomaten ist beispielsweise Lycopin enthalten, das vor Krebskrankheiten schützen kann. Besonders gut wird Lycopin aus Tomatenmark und anderen verarbeiteten Tomatenprodukten aufgenommen.

Süßsaure Soße

gut vorzubereiten

Zutaten für 4 Portionen
340 g Ananasstücke (aus der Dose oder frisch)
50 g Sojakeimlinge
1 kleine Zwiebel
1 Knoblauchzehe
100 g passierte Tomaten
2 EL Tomatenmark
2 EL trockener Weißwein
1 EL Sojasoße
Süßstoff
1 TL Zitronensaft
fluoridiertes Jodsalz mit Folsäure
1 EL Schnittlauchröllchen

Zubereitungszeit: 25 Minuten
Kochzeit: 15 Minuten

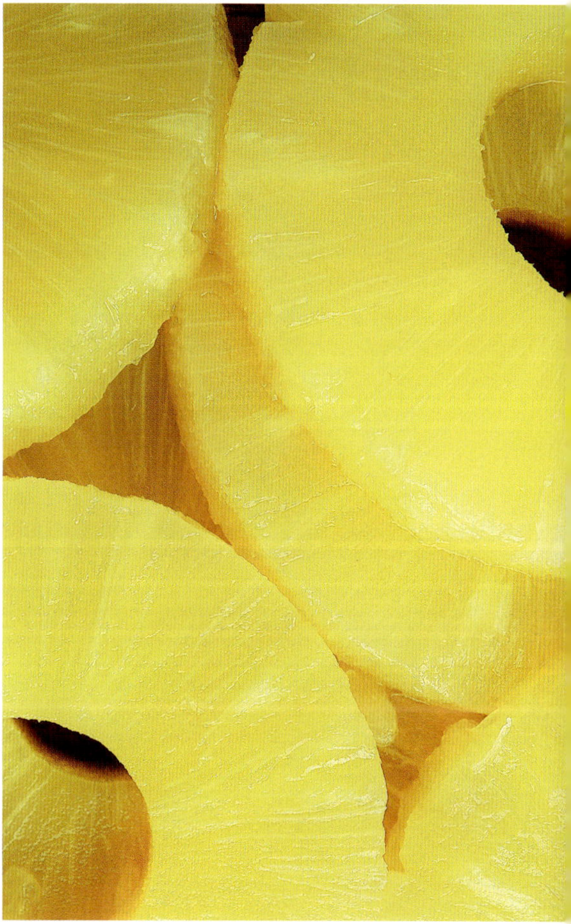

Zubereitung

Ananasstücke und Sojakeimlinge in einen Topf geben.

Die Zwiebel und die Knoblauchzehe schälen und sehr fein hacken. Zusammen mit allen übrigen Zutaten mit in den Topf geben, und alles 10 bis 15 Minuten unter gelegentlichem Umrühren bei schwacher Hitze einkochen lassen.

Die Soße hält sich im Kühlschrank maximal eine Woche und passt sehr gut zu Gegrilltem.

Eine Portion enthält:

76 Kilokalorien
2 g Eiweiß
2 g Fett
16 g Kohlenhydrate
4 g Ballaststoffe
1 BE (das Gemüse bleibt unberechnet)

Tomaten-Orangen-Soße

geht schnell

Zutaten für 4 Portionen
2 kleine Zwiebeln
4 mittlere Tomaten
1 EL Rapsöl
4 Orangen
2 EL „normale" Orangenmarmelade mit Zucker
1/2 Dose passierte Tomaten (ca. 250 g)
gemahlener Pfeffer
gekörnte Gemüsebrühe
fluoridiertes Jodsalz mit Folsäure
Zubereitungszeit: 20 Minuten
Kochzeit: 5 Minuten

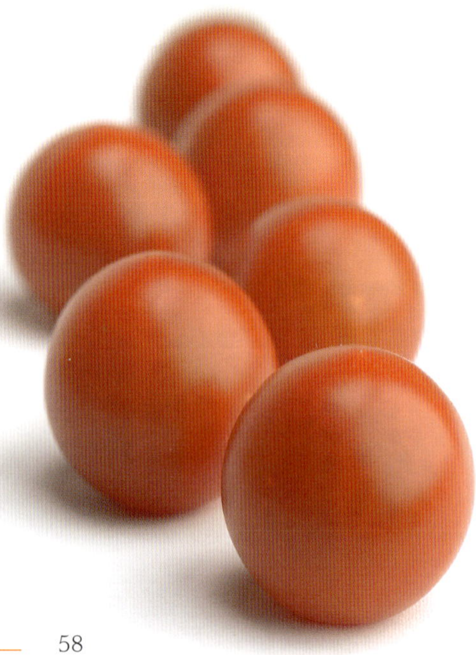

Zubereitung

Die Zwiebeln schälen und in kleine Würfel schneiden. Tomaten waschen, den Stielansatz entfernen und ebenfalls in kleine Würfel schneiden. Öl in einem Topf erhitzen und die Zwiebel- und Tomatenwürfel darin kurz andünsten.

Orangen auspressen. Den Saft mit der Orangenmarmelade und den Tomaten zu der Zwiebel-Tomatenmasse geben.

Soße aufkochen lassen und mit den Gewürzen kräftig abschmecken.

Eine Portion enthält:

136 Kilokalorien
2 g Eiweiß
5 g Fett
18 g Kohlenhydrate
2 g Ballaststoffe
1,5 BE (das Gemüse bleibt unberechnet)

Tipps & Hinweise

Um den BE-Gehalt der Soße zu reduzieren, verwenden Sie anstelle von Orangenmarmelade mit Zucker eine Diätkonfitüre (z. B. Aprikose, Pfirsich oder andere gelbe Sorten). Dadurch sparen Sie ca. 1 BE.

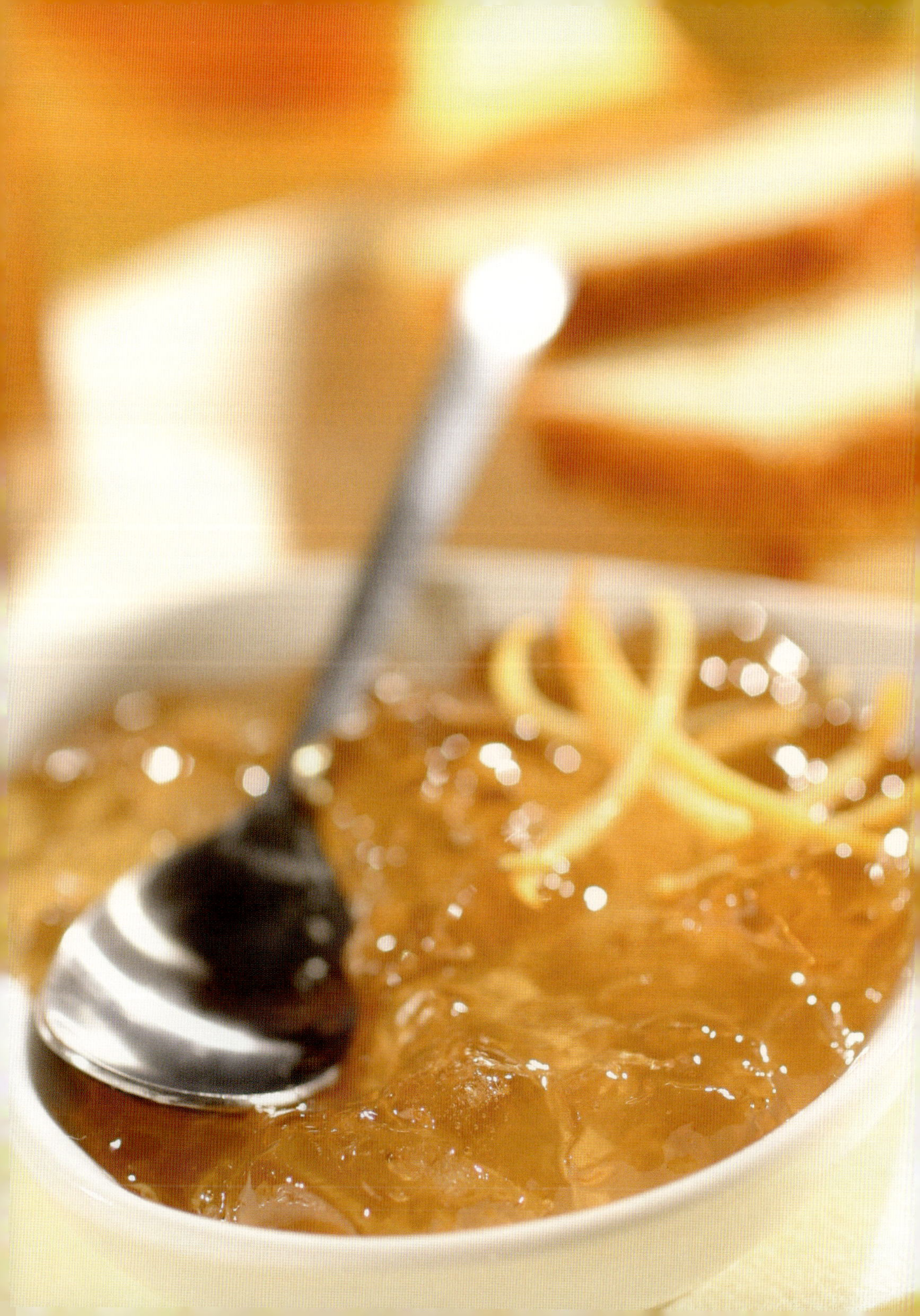

Senfsoße

geht schnell

Zutaten für 4 Portionen
1 Bund Schnittlauch
8 EL Naturjoghurt, 1,5 % Fett
8 EL Frischkäse, fettreduziert
4 EL mittelscharfer Senf
grob gemahlener Pfeffer
fluoridiertes Jodsalz mit Folsäure
Süßstoff nach Belieben
Zubereitungszeit: 10 Minuten

Zubereitung

Den gewaschenen und in feine Röllchen geschnittenen Schnittlauch mit Naturjoghurt, Frischkäse und Senf zu einer glatten Soße verrühren.

Mit den Gewürzen und dem Süßstoff abschmecken.

Eine Portion enthält:
145 Kilokalorien
8 g Eiweiß
11 g Fett
4 g Kohlenhydrate
1 g Ballaststoffe
0 BE

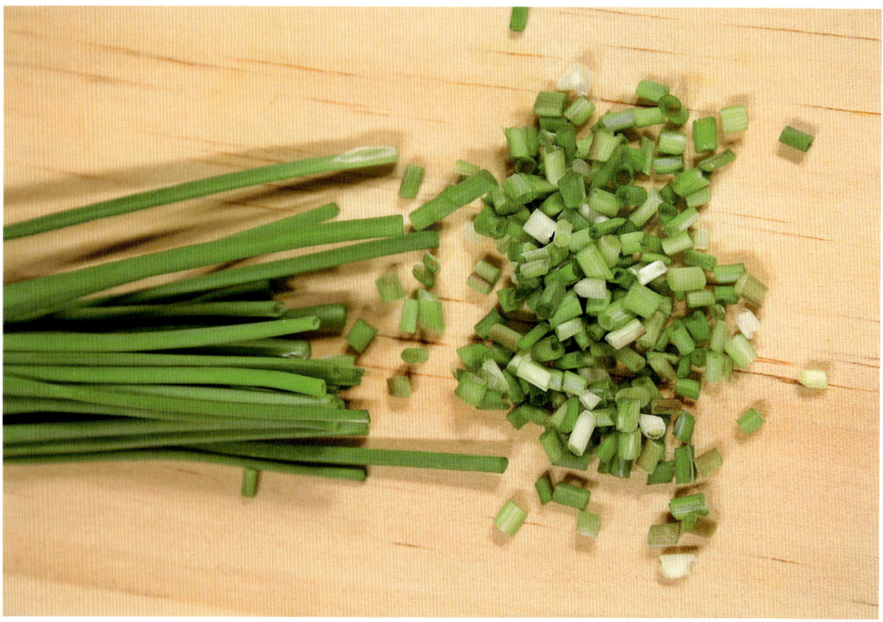

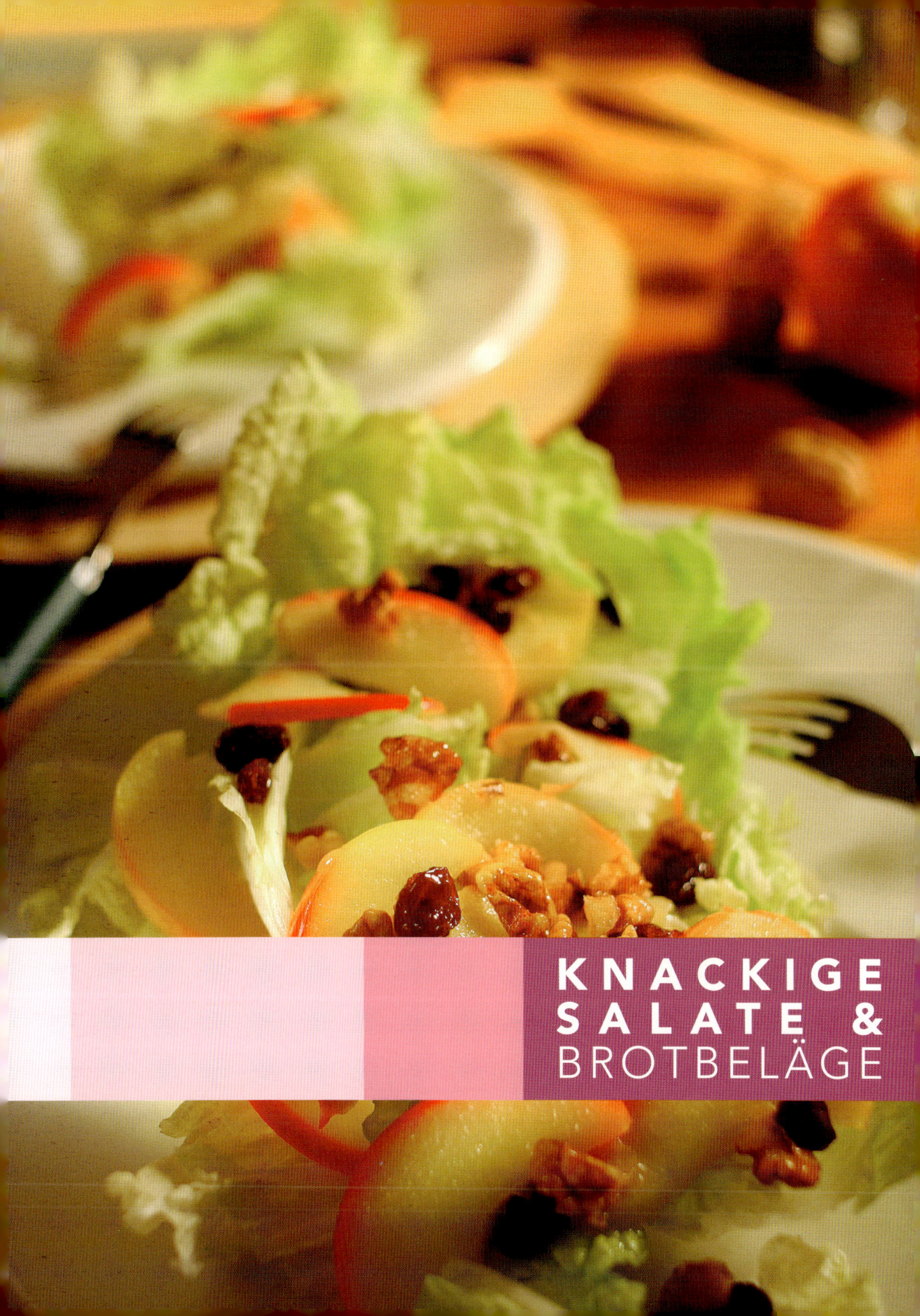

KNACKIGE SALATE & BROTBELÄGE

Salate, Gemüse und Rohkost sind optimal für Diabetiker geeignet. Das gilt aber nur, wenn sie nicht in schweren Mayonnaisesoßen oder anderen „Fettbomben" schwimmen. Die in den Salaten enthaltenen Ballaststoffe sorgen für eine angenehme sowie lang anhaltende Sättigung.
Sie verlangsamen den Blutzuckeranstieg der anderen, anrechnungspflichtigen Kohlenhydratträger, d. h. die Blutzuckersteigerung ist langsamer, wenn z. B. zu den Pellkartoffeln oder zum Brot ein Salat gegessen wird.

Gemüse, Hülsenfrüchte und Salat brauchen nicht nach BE berechnet werden. Übergewichtige können bei der Verwendung von kalorienreduzierten Dressings richtig zugreifen. Typ-2-Diabetiker sollten möglichst zu jeder Mahlzeit reichlich Gemüse und Salat essen, um satt schlank zu werden. Diabetiker sollten mindestens drei, besser vier Portionen Gemüse und Salat täglich essen.

Gemischter Salat mit Senf-Sahnesoße

gut vorzubereiten

Zutaten für 2 Portionen
1/2 Kopfsalat
1/4 Salatgurke
1/2 Bund Radieschen
1/2 gelbe Paprikaschote
1/4 Beet Kresse
1/2 Bund Schnittlauch
1 Portion Räucherlachs (ca. 50 g)
4 EL Kaffeesahne (60 ml)
1 EL mittelscharfer Senf
Saft einer halben Zitrone
Süßstoff
fluoridiertes Jodsalz mit Folsäure
Pfeffer
frischer Dill
Zubereitungszeit: 30 Minuten

Zubereitung

Salat waschen, trocken schleudern und in mundgerechte Stücke zerpflücken. Die Gurke schälen und in Scheiben schneiden. Radieschen putzen, waschen und ebenfalls in dünne Scheiben schneiden. Paprikaschote gründlich waschen, das Kerngehäuse entfernen und in dünne Ringe schneiden.

Das Gemüse und den Salat auf vier Teller verteilen. Mit Kresse, fein geschnittenem Schnittlauch und in Scheiben geschnittenem Räucherlachs garnieren.

Kaffeesahne mit Senf und Zitronensaft verrühren, mit Süßstoff, Salz und Pfeffer abschmecken. Die Senf-Sahnesoße zu dem Salat servieren. Mit frischem Dill garnieren.

Eine Portion enthält:

105 Kilokalorien
8 g Eiweiß
6 g Fett
5 g Kohlenhydrate
2 g Ballaststoffe
0 BE (das Gemüse bleibt unberechnet)

Tipps & Hinweise

Fertigsoßen, Dressings und Soßenbinder sollten kein Bestandteil einer gesunden Ernährung für Diabetiker sein. Salate müssen nicht in Mayonnaise ertränkt werden. Joghurt-, Kefir-, Buttermilch- oder Dickmilchdressings, die Sie nach unserem Grundrezept leicht herstellen können, machen Salate zu leckeren „Schlankmachern". Ketchup ist eine Art Tomatenkonfitüre mit reichlich Zucker und daher für Diabetiker nicht geeignet. Versuchen Sie einmal unsere Würzsoßen zu Gegrilltem. Soßen können Sie kalorienfrei mit Johannisbrotkernmehl oder Guar (aus dem Reformhaus oder dem Bioladen) andicken.

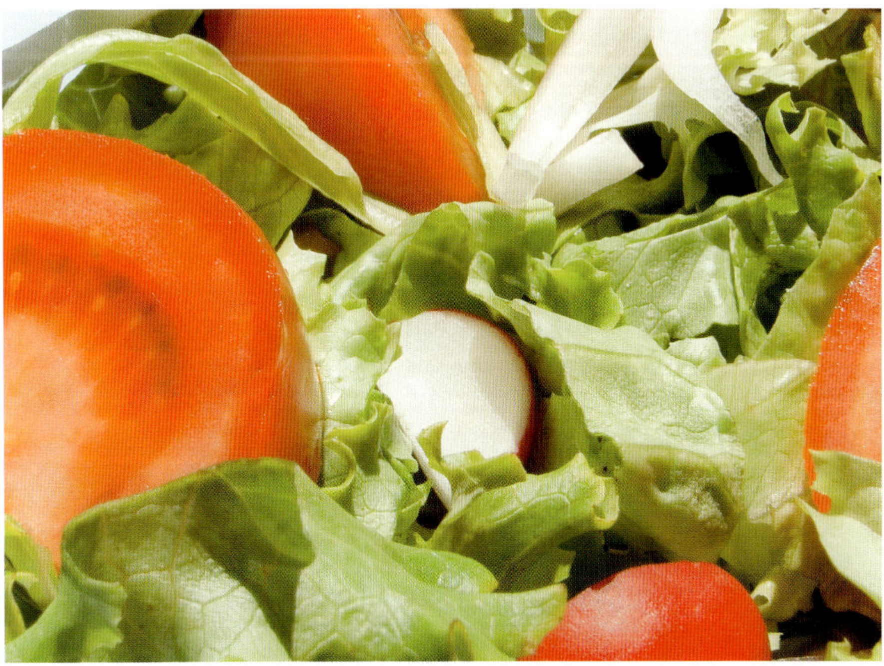

Chinakohl in Orangensoße

geht schnell

Zutaten für 2 Portionen
fluoridiertes Jodsalz mit Folsäure
1 EL Zitronensaft
2 EL Naturjoghurt,1,5 % Fett (50 g)
frische Petersilie
etwas frisch geriebener Meerrettich
schwarzer Pfeffer
1 EL Pinienkerne oder Sonnenblumenkerne
1 große Orange
200 g Chinakohl
Zubereitungszeit: 20 Minuten

Zubereitung

Ein wenig Salz mit dem Zitronensaft vermischen. Joghurt, gewaschene und gehackte Petersilie sowie Meerrettich unterrühren und mit Pfeffer abschmecken.

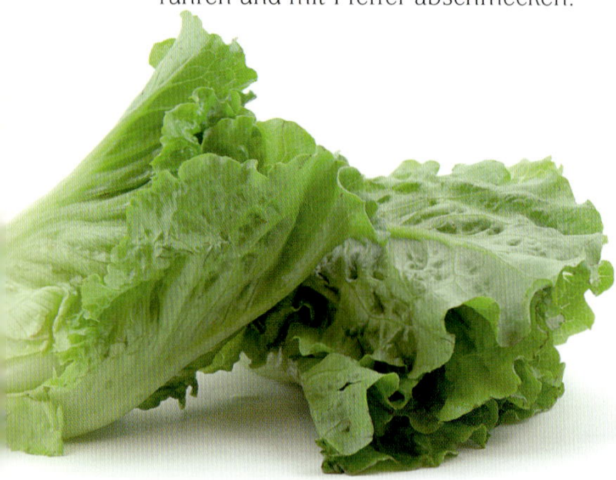

Die Pinien- bzw. Sonnenblumenkerne „trocken", d. h. ohne Fettzugabe, in der Pfanne leicht anrösten.

Die Orange schälen und filetieren, indem man mit einem spitzen Messer unter die Haut fährt und sie ablöst. Den dabei austretenden Saft unter die Soße mischen.

Die Blätter des Chinakohls ablösen und unter fließendem Wasser abspülen. Blätter aufeinander legen und in sehr feine Streifen schneiden.

Chinakohlstreifen mit Orangenfilets vermischen und in zwei Schälchen anrichten. Orangensoße über den Salat geben und mit den gerösteten Pinien- bzw. Sonnenblumenkernen bestreuen.

Eine Portion enthält:
84 Kilokalorien
4 g Eiweiß
3 g Fett
10 g Kohlenhydrate
4 g Ballaststoffe
0,5 BE (der Chinakohl bleibt unberechnet)

Tipps & Hinweise

Anstatt Chinakohl können Sie auch Eisberg-, Feld- oder Endiviensalat verwenden. Besonders lecker und gesund ist Rucola-Salat. Als Abwandlung verwenden Sie anstelle von Orangenfilets einmal Grapefruitfilets oder Mandarinenspalten.

Feldsalat mit Champignons und Hummerkrabben

etwas teurer

Zutaten für 2 Portionen
100 g Feldsalat
1/2 l Wasser
1/2 TL fluoridiertes Jodsalz mit Folsäure
1/2 Zitrone
1 große Hummerkrabben à 100 g
100 g frische Champignons
1 Scheibe Vollkorn-Toastbrot
1/2 kleine Knoblauchzehe
1 EL Sahne
2 leicht geh. EL saure Sahne
fluoridiertes Jodsalz mit Folsäure
grob gemahlener Pfeffer

Zubereitungszeit: 20 Minuten
Kochzeit: 5–10 Minuten

Zubereitung

Feldsalat waschen. Wasser mit Salz und der Hälfte des Zitronensafts aufkochen, Hummerkrabbe darin garen, anschließend pulen, in Stücke schneiden und mit Zitronensaft beträufeln.

Champignons in Scheiben schneiden. Brotscheibe toasten und würfeln.

Feldsalat, Hummerstücke und Champignonscheiben anrichten und mit den Croutons bestreuen.

Knoblauch schälen und zerdrücken, mit der Sahne, etwas Zitrone und saurer Sahne verrühren, mit Salz und Pfeffer abschmecken und über den Salat geben.

Eine Portion enthält:

200 Kilokalorien
15 g Eiweiß
8 g Fett
16 g Kohlenhydrate
3 g Ballaststoffe
0 BE (das Gemüse bleibt unberechnet)

Tipps & Hinweise

Wenn Sie Kalorien und gesättigte Fettsäuren einsparen möchten, verwenden Sie 4 %-ige Kondensmilch anstatt Sahne und Magermilchjoghurt anstatt saurer Sahne.

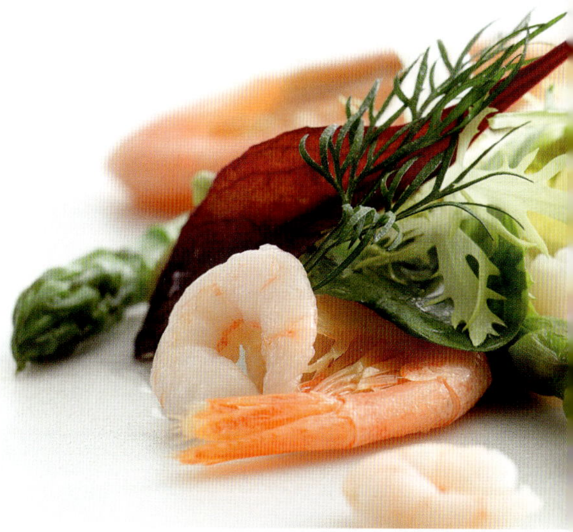

Pikanter Rohkostteller

gut vorzubereiten

Zutaten für 2 Portionen
1 Bund Radieschen
200 g Kohlrabi
1 mittelgroße Zwiebel
1 Eisberg-, Endivien- oder Kopfsalat
1 Bund Schnittlauch
1 Becher Joghurt, 1,5 % Fett (150 g)
1 EL Pflanzenöl
1 TL mittelscharfer Senf
Zitronensaft
Pfeffer, wenig fluoridiertes Jodsalz mit Folsäure
Süßstoff nach Belieben
Zubereitungszeit: 25 Minuten

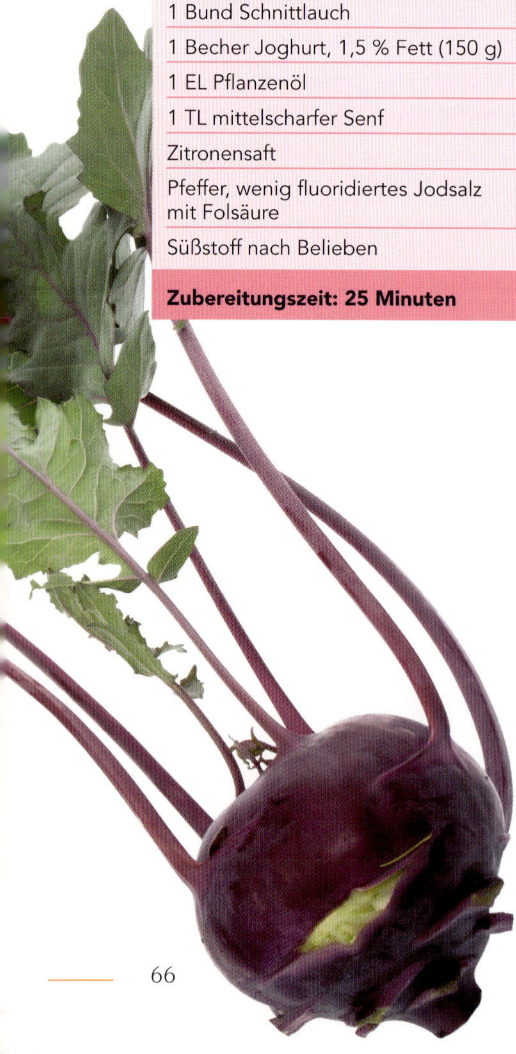

Zubereitung

Radieschen waschen und in dünne Scheiben schneiden. Kohlrabi schälen, in feine Stifte schneiden. Zwiebel schälen und würfeln, Salat waschen, abtropfen lassen, in grobe Stücke zerpflücken. Salatblätter auf einer Platte anrichten. Darauf Radieschen, Kohlrabi und Zwiebelwürfel geben.

Schnittlauch in Röllchen schneiden. Den Joghurt mit Öl, Senf und Schnittlauch glatt rühren und mit Zitronensaft, Pfeffer, wenig Salz und Süßstoff abschmecken. Die Soße über die Salate geben.

Eine Portion enthält:
64 Kilokalorien
4 g Eiweiß
3 g Fett
4 g Kohlenhydrate
1 g Ballaststoffe
0 BE (das Gemüse bleibt unberechnet)

Tipps & Hinweise

Essen Sie vor dem Mittagessen und dem Abendessen einen Salat oder rohes Gemüse, um die Sättigung zu fördern und die Blutzuckersteigerung durch die Mahlzeit zu verlangsamen.

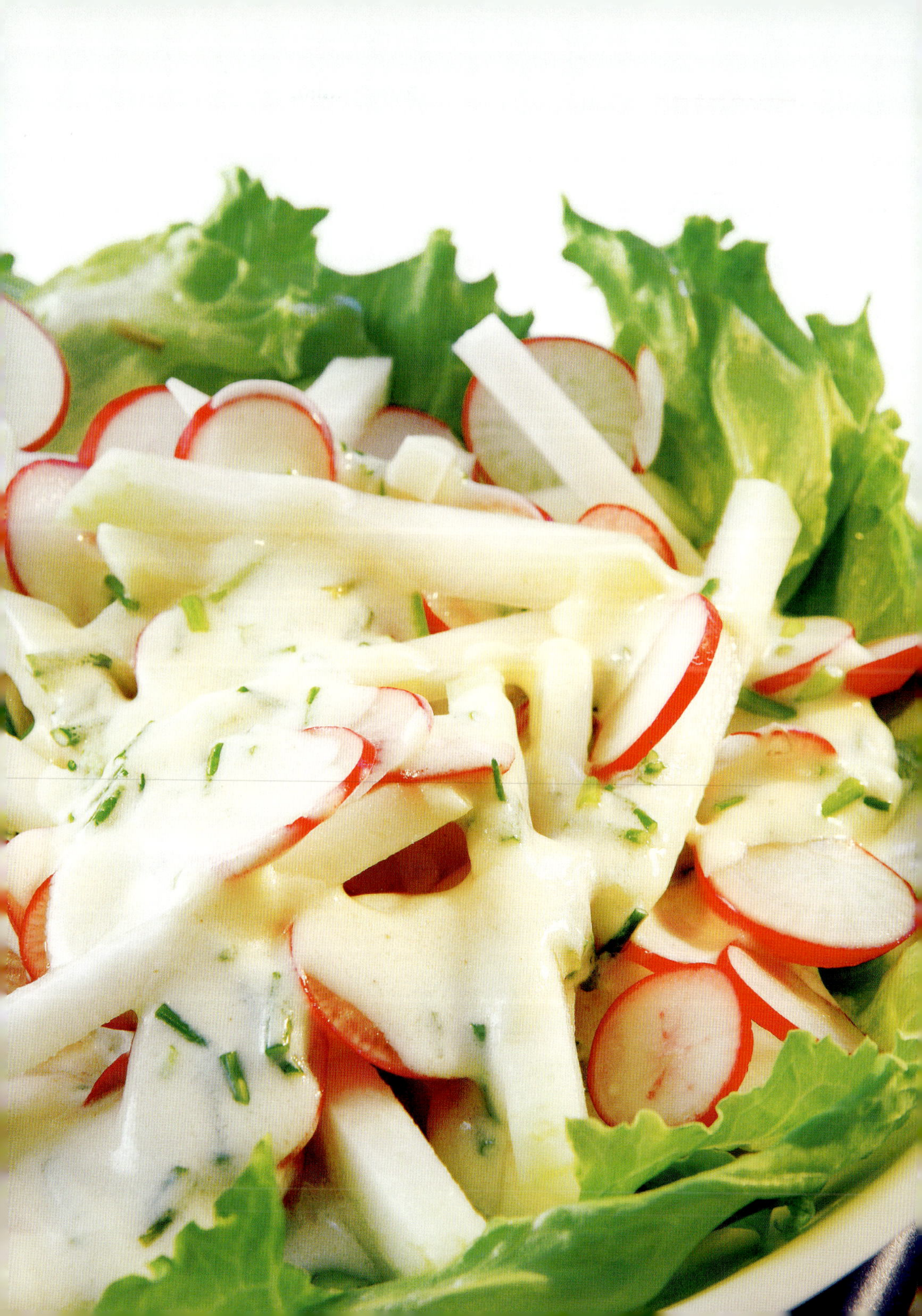

Krabben auf Fenchelsalat

etwas teurer

Zutaten für 2 Portionen
1 Fenchelknolle
50 g Krabben (frisch oder tiefgekühlt)
1/4 Becher Dickmilch (1,5 %) (ca. 50 g)
je 1 TL Pflanzenöl und Sherryessig
Pfeffer
fluoridiertes Jodsalz mit Folsäure
1 EL frisch gehackte Korianderblätter oder Petersilie
1 Zitrone
1 Vollkornbrötchen
Zubereitungszeit: 15 Minuten

Zubereitung

Die Fenchelknolle putzen und in dünne Scheiben schneiden, das Grün beiseite legen. Die Fenchelscheiben auf einem Teller zusammen mit den Krabben anrichten.

Dickmilch mit Öl, Essig und Gewürzen verrühren, pikant abschmecken und darüber geben. Mit Zitronenspalten und dem Fenchelgrün garnieren, mit dem Vollkornbrötchen servieren.

Eine Portion enthält:
297 Kilokalorien
19 g Eiweiß
8 g Fett
33 g Kohlenhydrate
9 g Ballaststoffe
2 BE

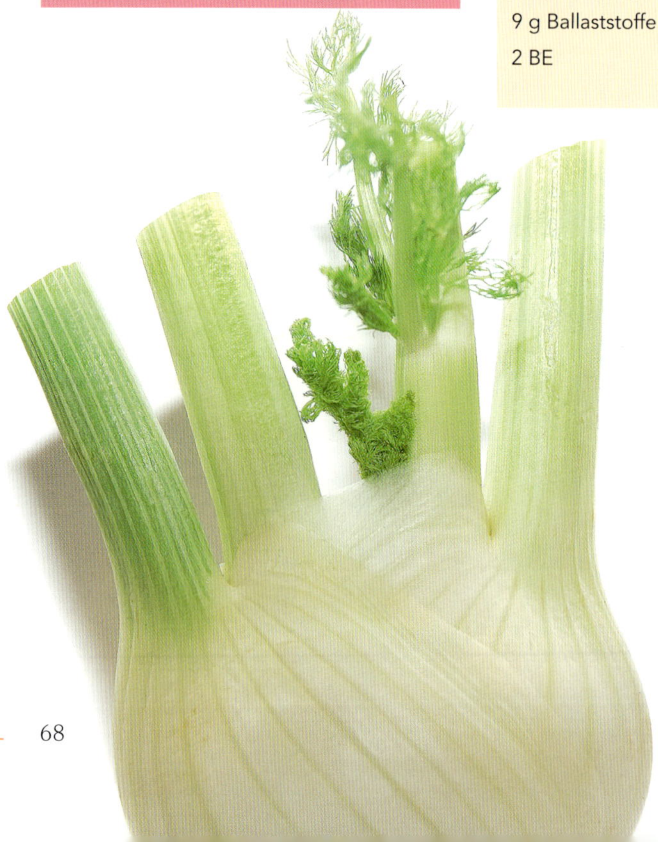

Rotkohlsalat mit Apfel

braucht etwas mehr Zeit

Zutaten für 2 Portionen
150 g Rotkohl (frisch)
1 mittlerer Apfel (z. B. Boskop)
$^2/_3$ Becher Naturjoghurt, 1,5 % Fett
2 TL Walnussöl
Zitronensaft
fluoridiertes Jodsalz mit Folsäure
Pfeffer
Zimt
Süßstoff nach Belieben

Zubereitungszeit: 25 Minuten
Marinierzeit: 30–60 Minuten

Zubereitung

Rotkohl fein raffeln und stampfen. Apfel waschen, nicht schälen, raffeln und mit dem Rotkohl vermischen.

Aus dem Joghurt mit Öl, Zitronensaft, fluoridiertem Jodsalz, Pfeffer, Zimt und Süßstoff eine Marinade herstellen und über den Salat geben.

Den Salat vor dem Anrichten im Kühlschrank gut durchziehen lassen.

Eine Portion enthält:

87 Kilokalorien
3 g Eiweiß
3 g Fett
13 g Kohlenhydrate
4 g Ballaststoffe
1 BE (der Rotkohl bleibt unberechnet)

Tipps & Hinweise

Sie nehmen leichter ab, wenn Sie reichlich ballaststoffreiches Gemüse essen (z. B. alle Kohlsorten, Schwarzwurzel, Hülsenfrüchte).

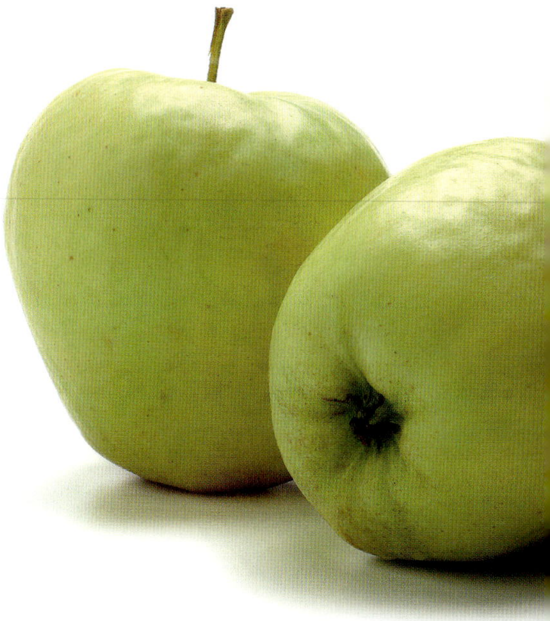

Karotten-Apfel-Rohkost

geht schnell

Zutaten für 2 Portionen
2 EL saure Sahne
1 EL Walnussöl
Zitronensaft
fluoridiertes Jodsalz mit Folsäure
Zimt
Pfeffer
Süßstoff
2 mittlere Karotten (ca. 200 g)
1 mittlerer Apfel (ca. 150 g)
Petersilie
Zubereitungszeit: 20 Minuten

Zubereitung

Aus saurer Sahne, Öl und Zitronensaft eine Salatsoße herstellen. Die Soße mit Salz, wenig Zimt, Pfeffer und Süßstoff nach Belieben abschmecken.

Karotten waschen, schälen und fein raspeln. Äpfel waschen und ebenfalls grob raspeln. Petersilie waschen und fein wiegen.

Karotten und Äpfel unter die Salatsoße mischen. Den Salat mit der fein gehackten Petersilie bestreuen.

Eine Portion enthält:
108 Kilokalorien
2 g Eiweiß
6 g Fett
12 g Kohlenhydrate
5 g Ballaststoffe
0,5 BE (die Karotten bleiben unberechnet)

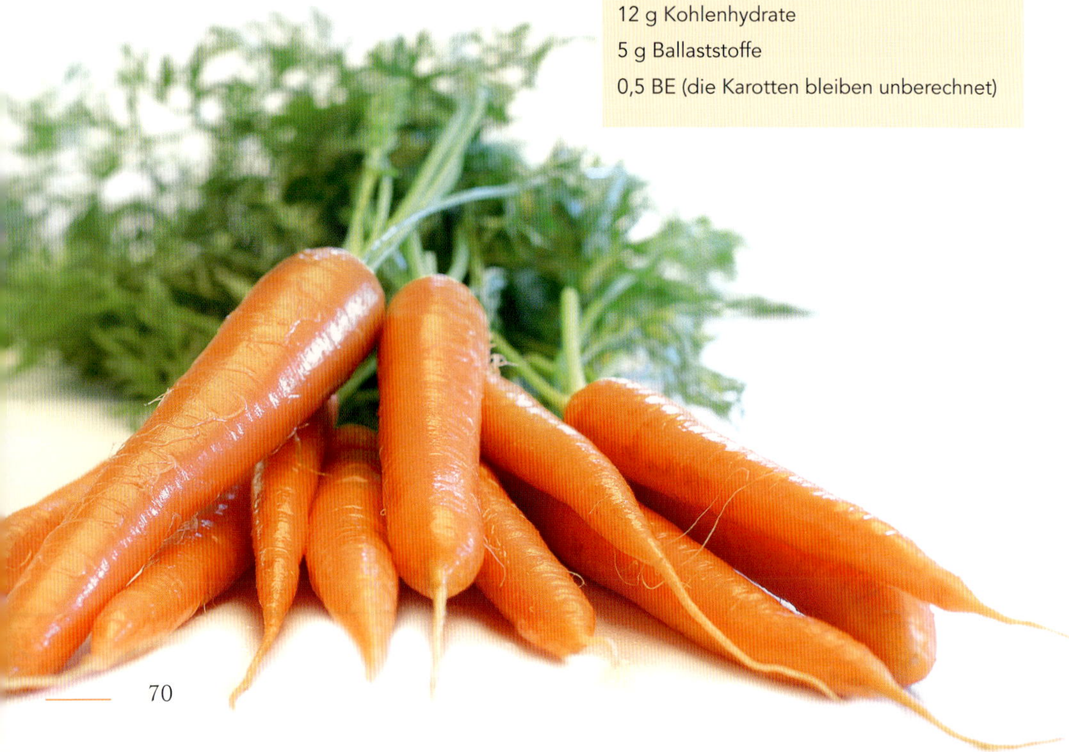

Tipps & Hinweise

Um bei der Salatsoße Fett und Kalorien zu sparen, verwenden Sie anstelle der sauren Sahne Naturjoghurt mit 1,5 % Fett. Öl können Sie mit frisch gepresstem Zitronensaft ersetzen.

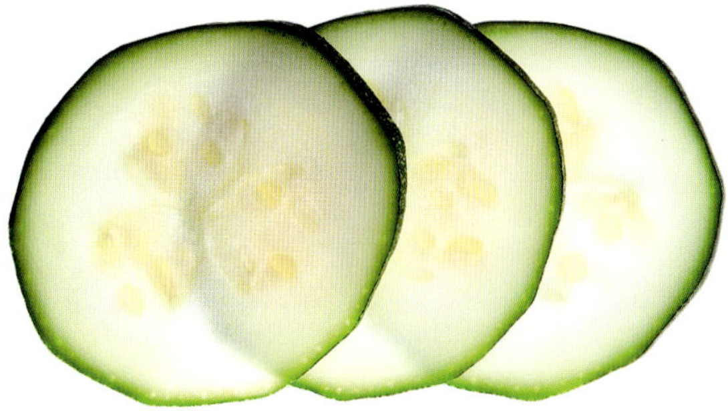

Rettichsalat mit Tomaten und Gurke

preisgünstig

Zutaten für 2 Personen

- 1 großer Rettich (300 g)
- $^1/_2$ Salatgurke (300 g)
- 3 Tomaten
- 1 Bund Petersilie
- Saft einer $^1/_2$ Zitrone
- 1 Becher Naturjoghurt, 1,5 % Fett
- 1 EL Essig
- 1 TL Rapsöl
- fluoridiertes Jodsalz mit Folsäure
- schwarzer Pfeffer
- flüssiger Süßstoff
- 1 Bund Schnittlauch
- frisches Basilikum

Zubereitungszeit: 25 Minuten
Marinierzeit: 30 Minuten

Zubereitung

Rettich, Gurke und Tomaten waschen. Den Rettich und die Gurke schälen, dünn raspeln. Tomaten in Achtel schneiden. Die Petersilie waschen und hacken.

Für die Salatsoße den Zitronensaft mit Naturjoghurt, Essig und Öl glatt rühren. Anschließend die Gewürze dazugeben. Schnittlauch waschen, in feine Röllchen schneiden und unter die Soße heben. Zuletzt fein gehackte Basilikumblättchen in die Salatsoße einrühren.

Die fertige Salatsoße über das Gemüse geben. Alles gut miteinander vermengen und vor dem Servieren ungefähr 30 Minuten durchziehen lassen.

Eine Portion enthält:

- 73 Kilokalorien
- 2 g Eiweiß
- 4 g Fett
- 7 g Kohlenhydrate
- 2 g Ballaststoffe
- 0 BE

Tipps & Hinweise

Das kalorien- und fettreiche Einerlei aus Leberwurst, Salami oder Fleischwurst lässt sich lecker und kalorienarm ersetzen. Nicht nur die Auswahl des richtigen Belages ist wichtig, sondern auch das Brot. Optimal für Diabetiker und alle, die sich gesund ernähren möchten, ist Vollkornbrot. Weißbrot, Toastbrot, Semmeln, Baguette, Grau- oder Mischbrot hingegen haben eine ungünstige Auswirkung auf den Blutzuckerspiegel und sättigen weniger als Vollkornbaguette, Schrotbrötchen, Pumpernickel oder andere grobe Vollkornbrotsorten. Vollkornbrot ist auch besser als staubiges Knäckebrot.

Bayerischer Camembert

gut vorzubereiten

Zutaten für 2 Portionen

- 100 g Camembert, 30 % F.i.Tr.
- 1/2 kleine Zwiebel
- 125 g Frischkäse, 50 % F.i.Tr.
- Pfeffer
- fluoridiertes Jodsalz mit Folsäure
- Cayennepfeffer
- Paprika edelsüß

Zubereitungszeit: 15 Minuten
Marinierzeit: 15 Minuten

Zubereitung

Den Camembert in Würfel schneiden. Zwiebel schälen und fein würfeln. Zwiebelwürfel mit Käse vermengen, alles mit einer Gabel zerdrücken. Den Frischkäse zu der Käsemischung geben.

Den Käse mit Pfeffer, Cayennepfeffer und viel Paprika herzhaft würzen – die Mischung sollte eine rötliche Färbung erhalten.

Vor dem Anrichten den Camembert mindestens etwa 15 Minuten durchziehen lassen – am besten über Nacht.

Eine Portion enthält:

280 Kilokalorien
20 g Eiweiß
21 g Fett
4 g Kohlenhydrate
1 g Ballaststoffe
0 BE

Tipps & Hinweise

Die Verwendung von Salz ist bei diesem Rezept überflüssig, da die Zutaten ausreichend gesalzen sind und die Gewürze sowie die Zwiebel für reichlich Aroma sorgen. Eine Portion reicht für zwei bis drei Scheiben Vollkornbrot oder zwei Vollkornbrötchen.

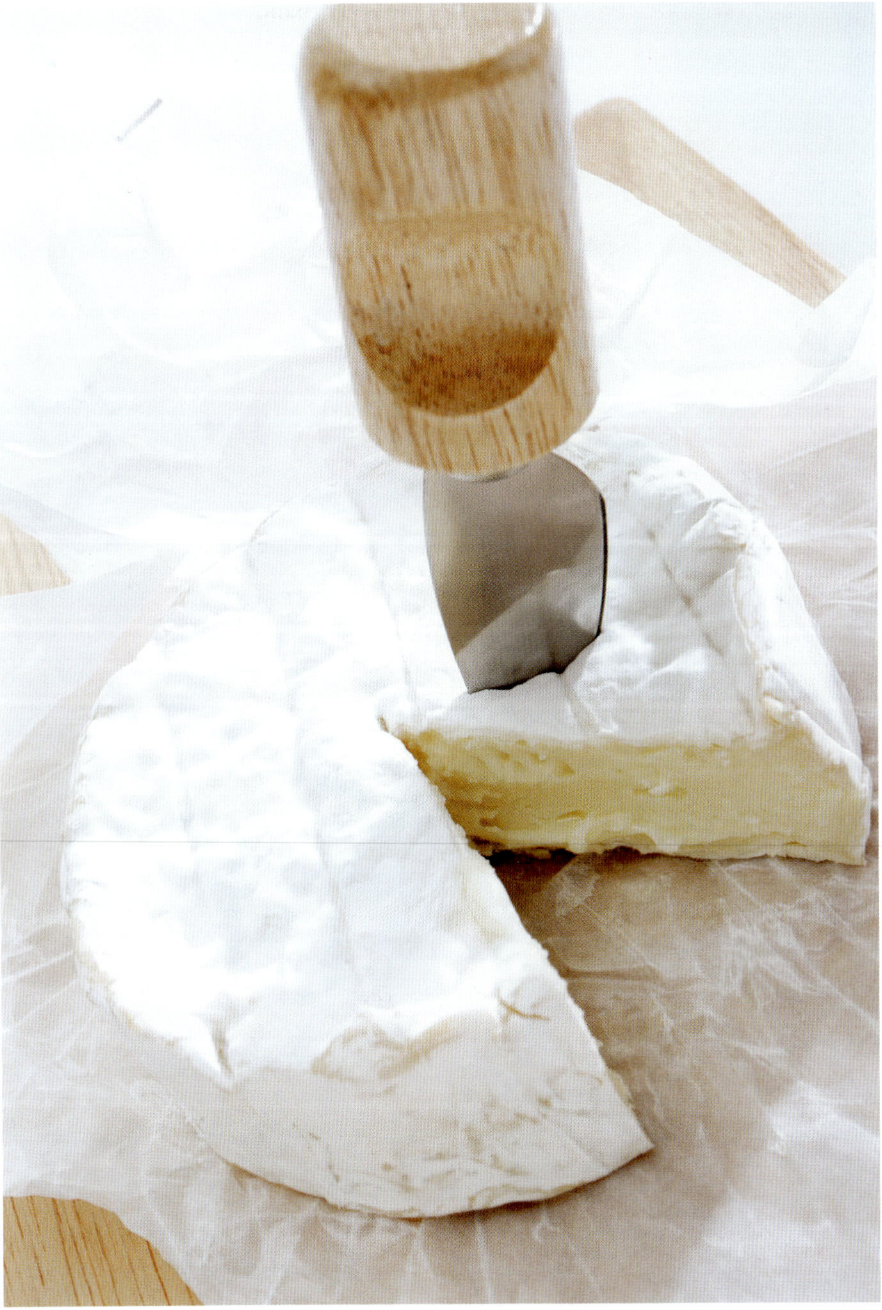

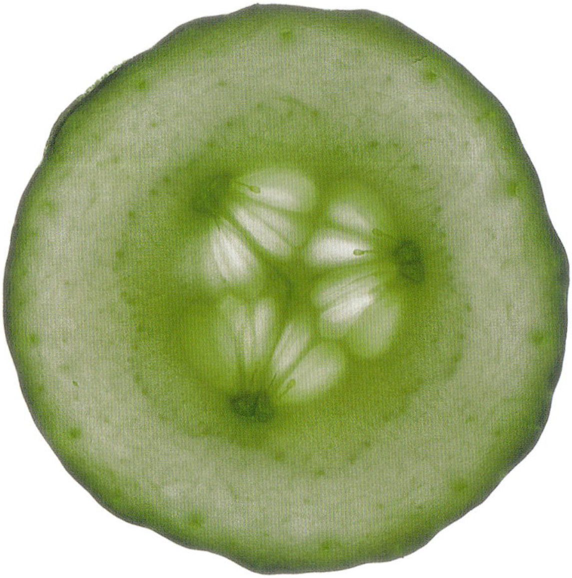

Zubereitung

Die Knoblauchzehe schälen und fein hacken. Quark mit Naturjoghurt verrühren. Die Mischung mit wenig Salz, Pfeffer und Obstessig pikant abschmecken.

Gurke schälen und kurz unter Wasser abspülen. Von der Gurke einige Scheiben zum Garnieren beiseite legen. Die restliche Gurke auf der Gemüsereibe in die Quark-Joghurtmasse reiben.

Den Dill waschen und fein hacken, unter die Masse heben. Vor dem Servieren das Zaziki mit den restlichen Gurkenscheiben garnieren.

Griechisches Gurkenjoghurt „Zaziki"

gut vorzubereiten

Zutaten für 2 Portionen
1 Knoblauchzehe
2 geh. EL Naturjoghurt, 1,5 % Fett (ca. 50 g)
150 g Magerquark
fluoridiertes Jodsalz mit Folsäure
Pfeffer
etwas Obstessig
1/2 Salatgurke
1/2 Bund Dill
Zubereitungszeit: 25 Minuten

Eine Portion enthält:

70 Kilokalorien
11 g Eiweiß
1 g Fett
5 g Kohlenhydrate
0 g Ballaststoffe
0 BE

Tipps & Hinweise

Den Gurkenjoghurt können Sie auch als Dip zu Gemüse, Fleisch, Tofu oder Fisch reichen. Eine Portion reicht für zwei bis drei Scheiben Vollkornbrot oder zwei Vollkornbrötchen. Ideal schmeckt er auch zu Pellkartoffeln.

Bruschetta mit Rucola

gut vorzubereiten

Zutaten für 2 Portionen
2 mittlere Tomaten
1 kleine Knoblauchzehe
4 Blättchen frisches Basilikum
1 Handvoll Rucolablätter
2 TL Olivenöl
fluoridiertes Jodsalz mit Folsäure
grob gemahlener schwarzer Pfeffer
9–10 Scheiben Ciabatta
Zubereitungszeit: 15 Minuten

Zubereitung

Tomaten waschen, halbieren, den Stengelansatz herausschneiden und die Tomaten in kleine Würfel schneiden. Knoblauchzehe schälen und fein hacken. Basilikumblättchen und Rucolablätter waschen, die Basilikumblättchen klein schneiden. Den Rucola verlesen und in mundgerechte Stücke schneiden.

Tomaten, Knoblauch und Basilikum- bzw. Rucolablätter zusammen mit dem Olivenöl vermischen und mit Salz und Pfeffer abschmecken.

Die Tomatenmasse auf getoasteten Brotscheiben verteilen und gleich servieren.

Eine Portion enthält:

298 Kilokalorien
8 g Eiweiß
7 g Fett
51 g Kohlenhydrate
4 g Ballaststoffe
5 BE

Tipps & Hinweise

Bei diesem Rezept wurde ausnahmsweise helles Ciabattabrot eingesetzt.

Wer möchte, kann das Rezept mit getoastetem Vollkornbrot bzw. -toast abwandeln.

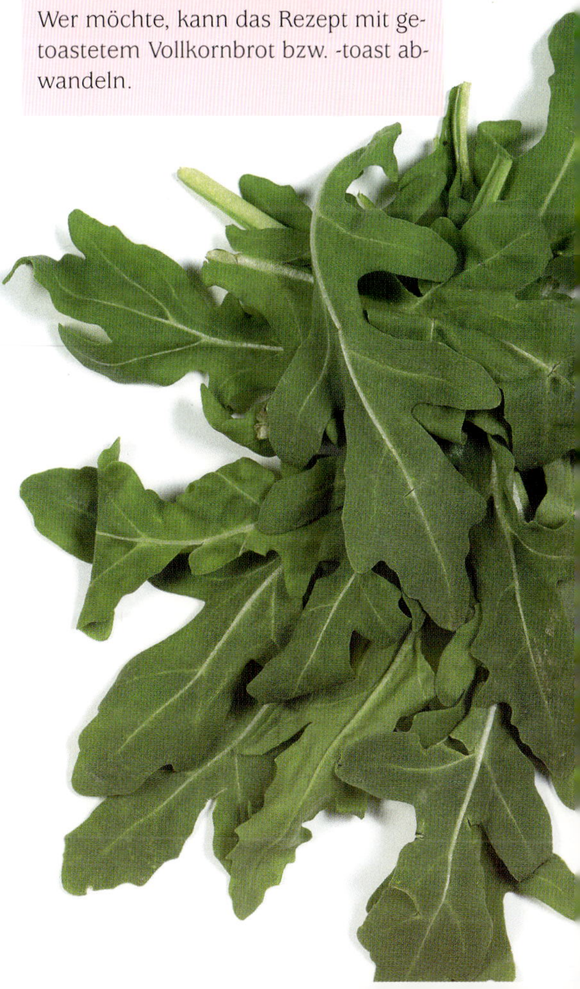

Käse-Birnen-Brot

geht schnell

Zutaten für 2 Portionen
2 Scheiben Roggenvollkornbrot (120 g)
2 KL Diätmargarine (20 g)
2 Scheiben Schnittkäse, 30 % F.i.Tr. (60 g)
2 mittlere Birnen (ca. 300 g)
3–4 Blättchen Zitronenmelisse
Zubereitungszeit: 10 Minuten

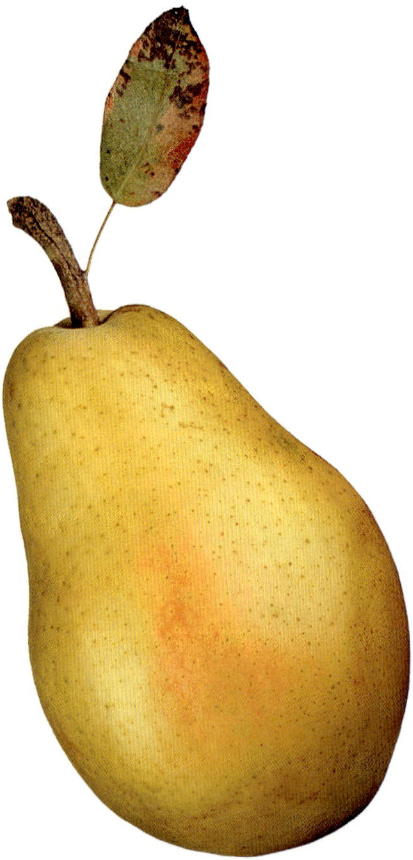

Zubereitung

Brotscheiben mit Diätmargarine bestreichen und mit Schnittkäse belegen.

Birnen waschen, vierteln, entkernen und längs in Spalten schneiden. Die Käsebrote damit belegen und mit den gewaschenen Zitronenmelisseblättchen garnieren.

Eine Portion enthält:
340 g Kilokalorien
13 g Eiweiß
15 g Fett
44 g Kohlenhydrate
8 g Ballaststoffe
3,5 BE

Tipps & Hinweise

Essen Sie vorwiegend Vollkornbrot und verzichten Sie auf Weißbrot, Graubrot oder Mischbrot. Vollkornbrot steigert den Blutzuckerspiegel langsamer als andere Brotsorten und sättigt besser und länger als diese.

Besonders rasch steigt der Blutzucker nach Baguette, Weißbrot, Toastbrot, Graubrot, Mischbrot oder anderen ballaststoffarmen Brotsorten.

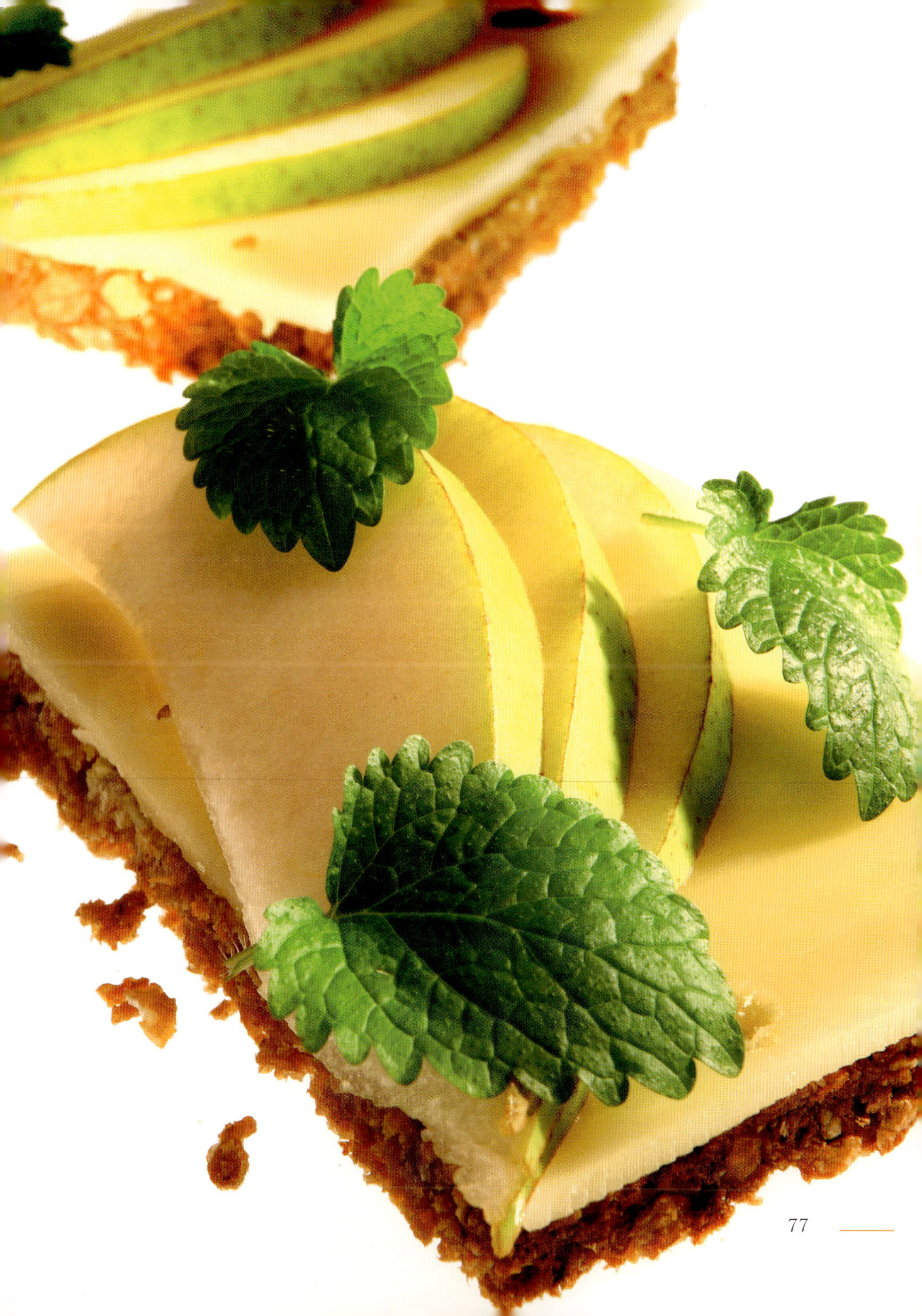

Tomaten-Basilikum-Brot

geht schnell

Zutaten für 2 Portionen
2 Scheiben Dinkelvollkornbrot (120 g)
2 Msp. Olivenölmargarine (8 g)
2 mittlere Tomaten
8 Blättchen frisches Basilikum
fluoridiertes Jodsalz mit Folsäure
grob gemahlener schwarzer Pfeffer
Zubereitungszeit: 10 Minuten

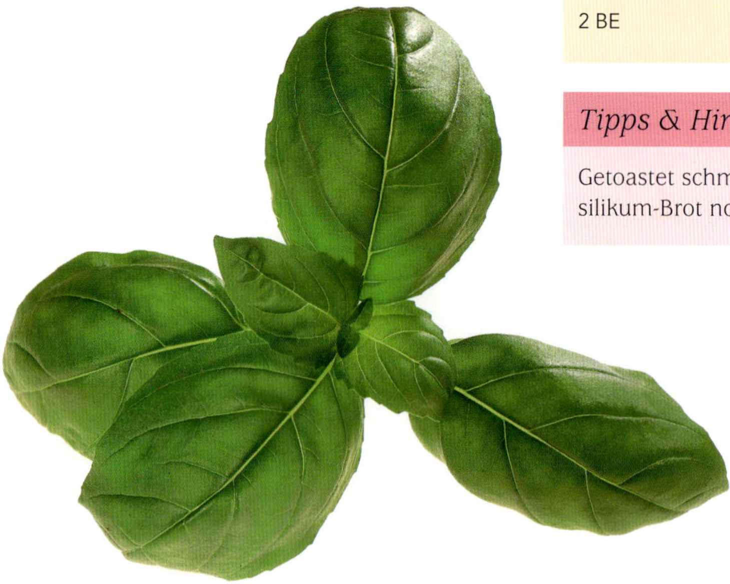

Zubereitung

Die Brotscheiben mit der Margarine bestreichen.

Tomaten waschen, den Stengelansatz herausschneiden und Tomaten in Scheiben schneiden. Brotscheiben mit Tomaten belegen und die gewaschenen Basilikumblättchen als Garnitur auf den Broten verteilen.

Mit Salz und Pfeffer würzen und gleich servieren.

Eine Portion enthält:
137 g Kilokalorien
5 g Eiweiß
2 g Fett
24 g Kohlenhydrate
6 g Ballaststoffe
2 BE

Tipps & Hinweise

Getoastet schmeckt das Tomaten-Basilikum-Brot noch besser.

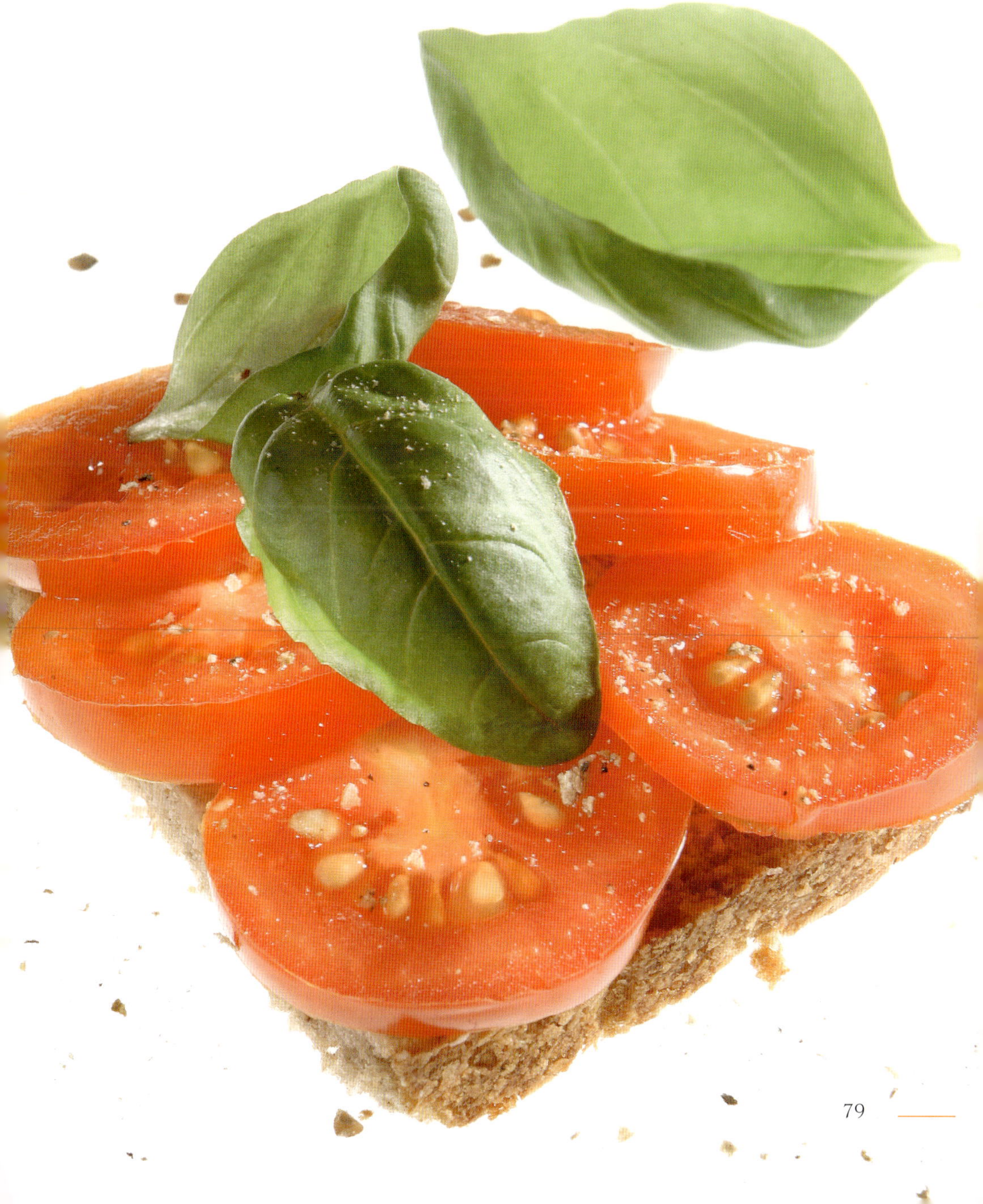

Kräuterfrischkäse

geht schnell

Zutaten für 2 Portionen
2 geh. EL körniger Frischkäse (60 g)
2 EL gemischte Kräuter (z. B. Schnittlauch, Petersilie, Basilikum, Borretsch)
fluoridiertes Jodsalz mit Folsäure
Pfeffer
Zubereitungszeit: 10 Minuten

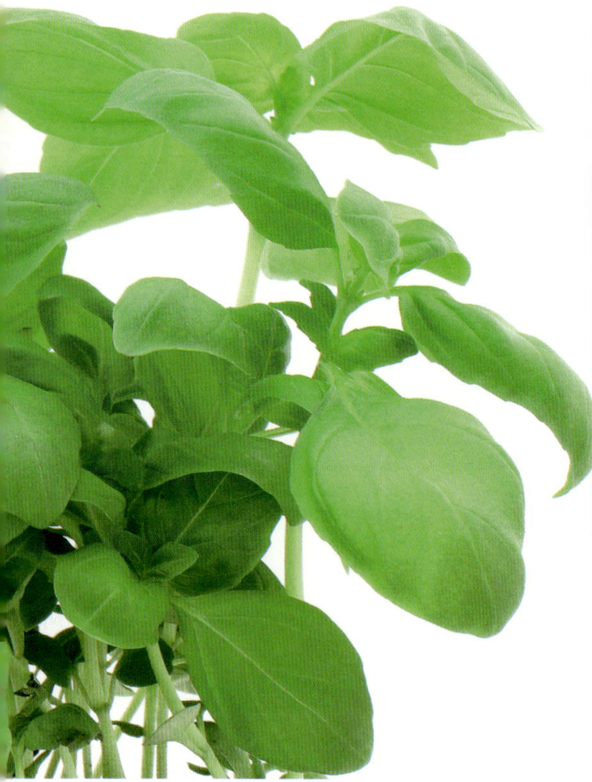

Zubereitung

Den körnigen Frischkäse (z. B. Hüttenkäse) in eine Schüssel geben. Die Kräuter waschen, trocken schütteln und fein hacken. Die Kräuter mit dem Frischkäse verrühren, mit Salz und Pfeffer würzen. Den selbst gemachten Kräuterfrischkäse können Sie auf ein Vollkornbaguette (Rezept siehe Seite 128) streichen und mit einer frischen Salatgurke garnieren.

Eine Portion enthält:
30 Kilokalorien
4 g Eiweiß
1 g Fett
1 g Kohlenhydrate
0 g Ballaststoffe
0 BE

Tipps & Hinweise

Fertiger Kräuterquark aus dem Kühlregal ist in der Regel mit fettem Sahnequark hergestellt. Kalorienärmer, preiswerter und schmackhafter ist selbst gemachter Aufstrich aus Magerquark, Hüttenkäse oder fettreduziertem Frischkäse. Weitere Alternativen sind Dickmilch und passierter Sojaquark.

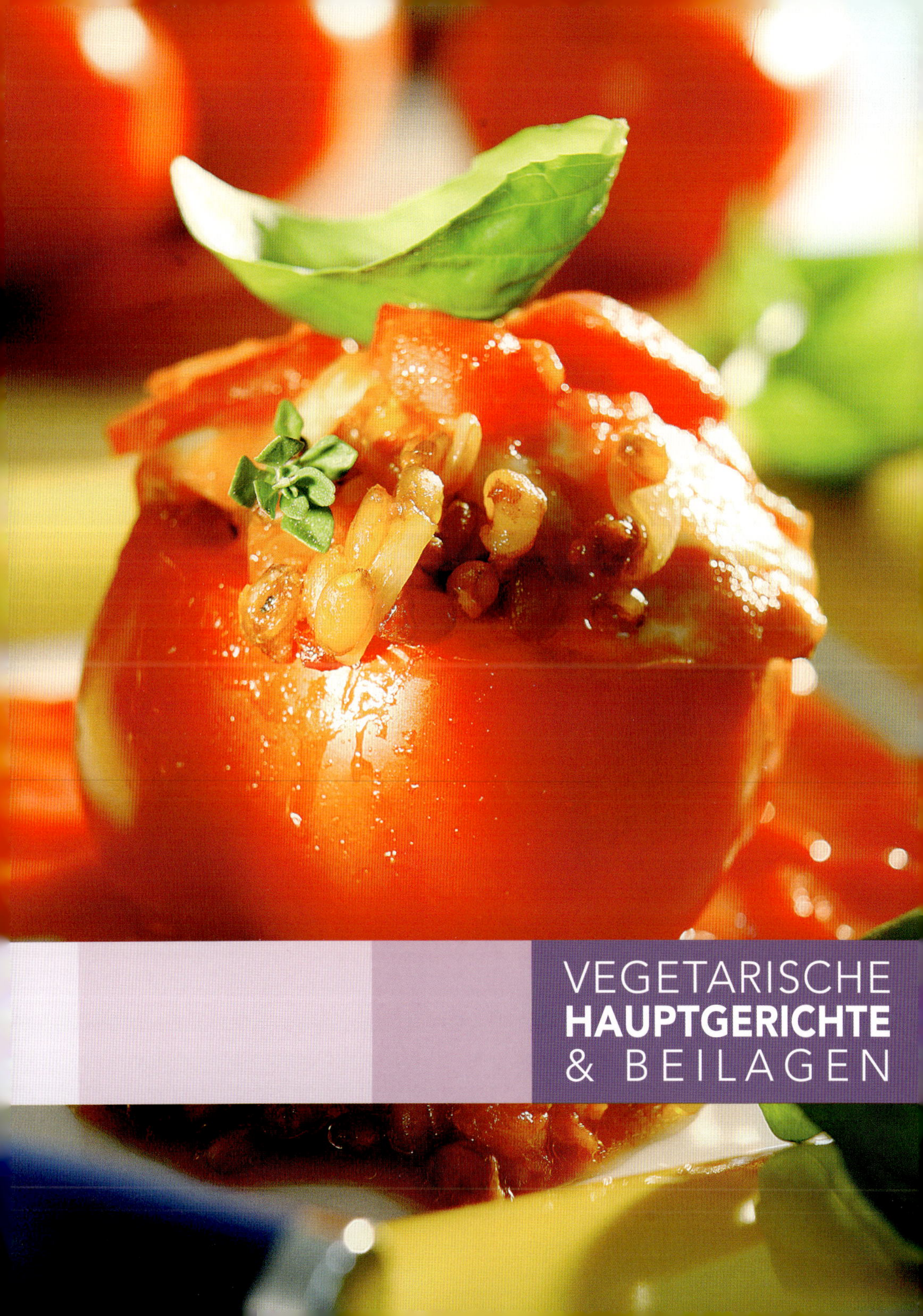

VEGETARISCHE **HAUPTGERICHTE** & BEILAGEN

Ein- bis zweimal wöchentlich sollten Sie einen vegetarischen Tag einplanen. Vegetarische Gerichte sind vitamin-, mineralstoff- und ballaststoffreich. Gemüse ist kalorien- und kohlenhydratarm, so dass alle Diabetiker hier bedenkenlos zugreifen dürfen.

Besonders gut eignen sich aromatische Hülsenfrüchte oder gefüllte Gemüse wie Paprika, Gemüsezwiebeln, Zucchini, Auberginen, Kohlrabi oder Kartoffeln. Als Füllung eignen sich Naturreis, passiertes Gemüse, Pilze, Hüttenkäse, Weizenkörner-Mozzarella-Mischungen oder Hülsenfrucht-Knoblauch-Zwiebel-Mischungen.

Nudeln mit Fleischtomaten

Zutaten für 2 Portionen
400 g gedrehte Vollkornnudeln
300 g Brokkoli
1 Zucchini
etwas Gemüsebrühe
2 Fleischtomaten
2 Scheiben gekochter Schinken
1/2 Becher saure Sahne mit Kräutern
30 g Schmelzkäse, 30 % F.i.Tr.
frische Kräuter (z. B. Schnittlauch, Kresse)
fluoridiertes Jodsalz mit Folsäure
Pfeffer
Zubereitungszeit: 35 Minuten **Kochzeit: ca. 15 Minuten**

Zubereitung

Die Nudeln nach Packungsaufschrift in Salzwasser al dente kochen, abschrecken und abtropfen lassen.

Brokkoli waschen und in kleine Röschen zerpflücken. Die Röschen halbieren und nochmals abspülen. Die Zucchini waschen und in Scheiben schneiden. Die Fleischtomaten waschen und in Spalten schneiden.

Inzwischen die Brokkoliröschen und die Zucchinischeiben in etwas Gemüsebrühe 5 Minuten garen. Kurz vor Ende der Garzeit die zerkleinerten Tomaten dazugeben.

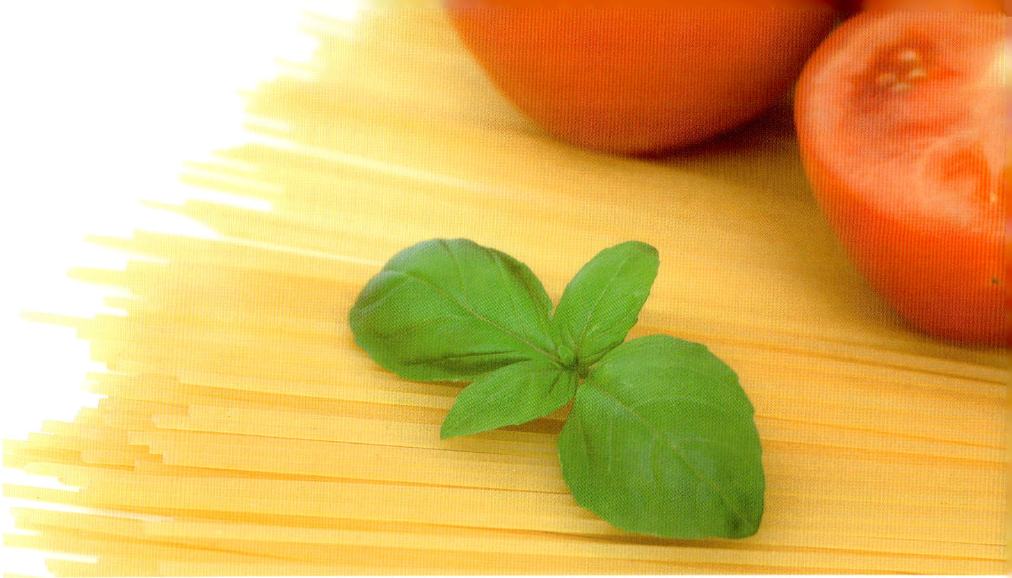

Von dem Schinken das sichtbare Fett entfernen, in Streifen schneiden und unter die Nudeln heben. Den Schmelzkäse mit etwas Wasser erhitzen, schmelzen, saure Sahne unterrühren, unter die Nudeln geben und abschmecken.

Kräuter waschen, trocknen, den Schnittlauch in feine Röllchen schneiden und die Kresse grob zerkleinern.

Gemüse unter die Nudeln heben und mit der Käsesoße und den frischen Kräutern servieren.

Eine Portion enthält:

459 Kilokalorien

26 g Eiweiß

7 g Fett

78 g Kohlenhydrate

7 g Ballaststoffe

6 BE (das Gemüse bleibt unberechnet)

Tipps & Hinweise

Typ-1-Diabetiker: Reis und Nudeln werden aufgrund des hohen Stärkegehaltes nach BE berechnet. Vollkornnudeln steigern den Blutzucker weniger rasch als helle Nudeln.

Für Typ-2-Diabetiker gilt: Nudeln und Reis auf Vollkornbasis sättigen hervorragend und gehören wie Pellkartoffeln zu jedem Mittagessen. Kombinieren Sie sie mit mediterranem Gemüse.

Verwenden Sie nur fluoridiertes Jodsalz mit Folsäure. Damit haben Sie gleich drei Fliegen mit einer Klappe geschlagen: Fluorid schützt die Zähne und stärkt die Knochen, Jod beugen dem Kropf vor und Folsäure beugt Arteriosklerose vor. Fluoridiertes Jodsalz mit Folsäure erhalten Sie in jedem Supermarkt.

Gemüsenudeln

geht schnell

Zutaten für 2 Portionen
1 mittelgroße Karotte (ca. 150 g)
1 mittelgroße Zucchini (ca. 300 g)
1/2 kleine Stange Lauch (ca. 50 g)
250 g eifreie Vollkornnudeln
fluoridiertes Jodsalz mit Folsäure
weißer Pfeffer
1 EL Olivenöl
frische Kräuter (z. B. Petersilie, Schnittlauch)
2 EL Parmesan (ca. 10 g)

Kochzeit: ca. 10 Minuten
Zubereitungszeit: 25 Minuten

Zubereitung

Karotte, Zucchini und Lauch putzen, waschen und in feine Streifen schneiden.

Die Nudeln nach Packungsaufschrift in Salzwasser al dente kochen, abschrecken und abtropfen lassen.

Öl in einer Pfanne erhitzen, die Gemüsestreifen darin unter Wenden andünsten.

Die abgetropften Nudeln sofort zum Gemüse geben, gut damit vermengen, pfeffern und mit frischen Kräutern bestreuen.

Die Gemüsenudeln mit geriebenem Parmesan bestreuen und sofort servieren.

Eine Portion enthält:

405 Kilokalorien
16 g Eiweiß
13 g Fett
56 g Kohlenhydrate
14 g Ballaststoffe
~5 BE (das Gemüse bleibt unberechnet)

Tipps & Hinweise

Dazu passt ein mediterraner Tomatensalat.

Es müssen nicht immer Salzkartoffeln sein! Wählen Sie alternative Beilagen wie hausgemachte Kartoffelknödel, Kartoffelgratin, Pellkartoffeln (auch überbacken), Kartoffelsalat aus abgekühlten Pellkartoffeln, Naturreis, Vollkornnudeln oder Spaghetti. Beilagen sind notwendig, um satt zu werden, und – wenn Sie Vollkornvarianten auswählen – auch satt zu bleiben.

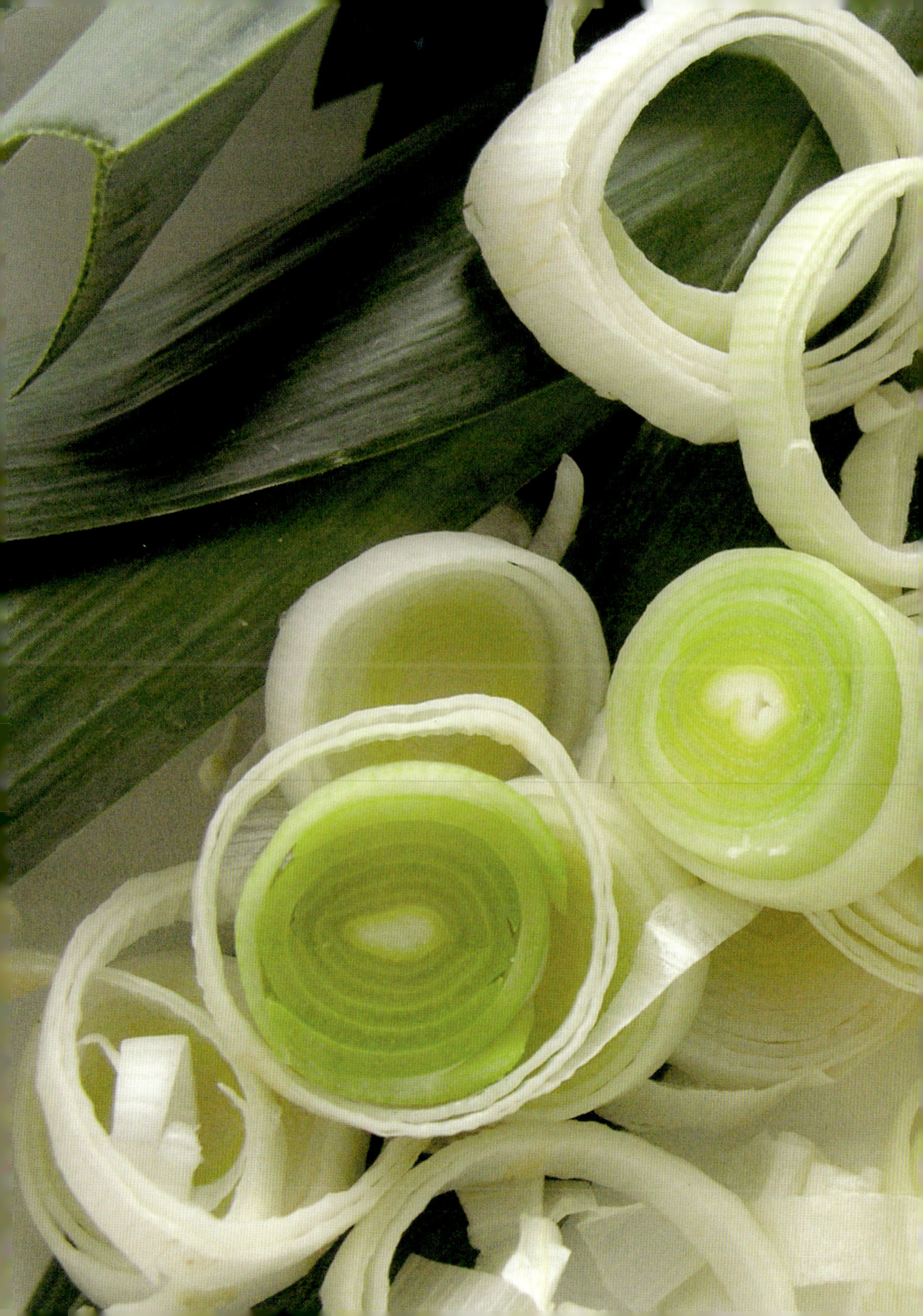

Griechische Reispfanne

gelingt leicht

Zutaten für 2 Portionen
150 ml Gemüsebrühe
1 Lorbeerblatt
75 g Naturreis
1 kleine Zwiebel
1 Knoblauchzehe
je 1 grüne und rote Paprikaschote (150 g)
1 EL Olivenöl
Cayennepfeffer
1 TL Thymian
fluoridiertes Jodsalz mit Folsäure
2 mittelgroße Tomaten (ca. 120 g)
2 Portionen griechischer Schafskäse, 45 % F.i.Tr. (ca. 60 g)
Basilikum
Zubereitungszeit: 30 Minuten **Garzeit: ca. 45 Minuten**

Zubereitung

Die Brühe mit dem Lorbeerblatt zum Kochen bringen. Reis unter Wasser abspülen, bis das Wasser klar ist, unter Rühren in die Brühe hineingeben und bei schwacher Hitze etwa 30–40 Minuten ausquellen lassen.

Zwiebel und Knoblauchzehe schälen und klein schneiden. Die Paprikaschoten waschen, halbieren, Stiele und Kerngehäuse entfernen. Die Schoten waschen, in feine Streifen schneiden. Öl erhitzen, Zwiebel und Knoblauch darin dünsten, aber nicht bräunen. Die Paprikastreifen dazugeben, mitdünsten lassen und den gegarten Reis unter das Gemüse mischen.

Den Pfanneninhalt mit den Gewürzen abschmecken. Die Tomaten waschen, halbieren, die Stengelansätze herausschneiden. In Würfel schneiden und unter die Reispfanne mischen. Den Schafskäse ebenso würfeln und vorsichtig unterheben.

Das Gericht etwa 5 Minuten bei schwacher Hitze ziehen lassen. Mit frisch gehacktem oder getrocknetem Basilikum bestreut servieren.

Eine Portion enthält:
322 Kilokalorien
11 g Eiweiß
15 g Fett
35 g Kohlenhydrate
5 g Ballaststoffe
~2,5 BE (das Gemüse bleibt unberechnet)

Tipps & Hinweise

Vollkornnudeln und ungeschälter Reis (Naturreis) liefern reichlich Ballaststoffe, Vitamine und Mineralstoffe und erhöhen den Blutzuckerspiegel langsamer als Eier-Teigwaren oder weißer Reis. Kochen Sie Nudeln immer al dente. Pellkartoffeln sind übrigens besser als Salzkartoffeln.

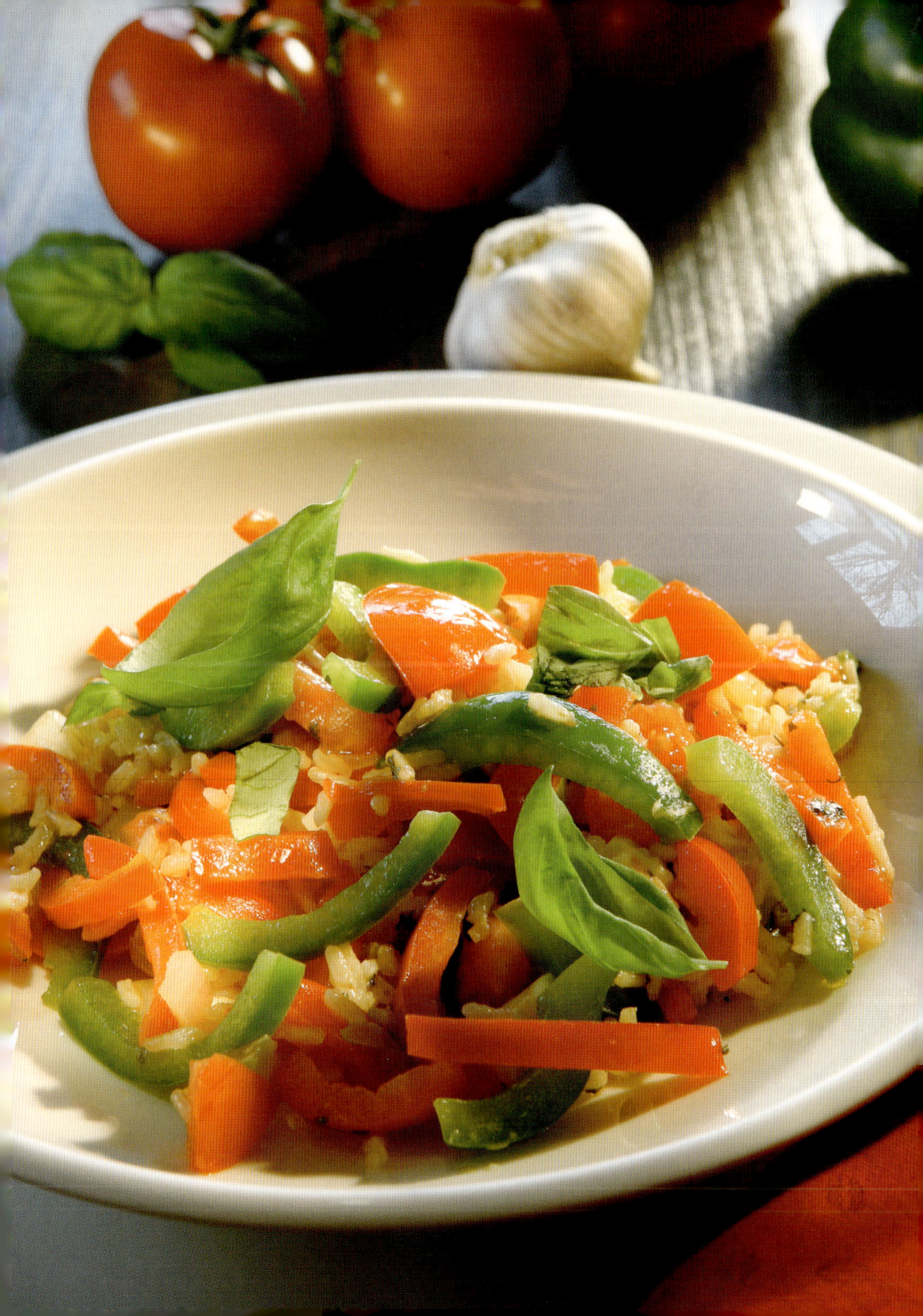

Karotten-Kartoffel-Püree

preisgünstig

Zutaten für 2 Portionen
1 mittelgroße Karotte (ca. 150 g)
4 mehlige kochende Kartoffeln (ca. 300 g)
$^1/_8$ l Milch, 1,5 % Fett
1 Zweig Estragon
1 TL geriebener Meerrettich
Muskat
fluoridiertes Jodsalz mit Folsäure
Pfeffer

Zubereitungszeit: 30 Minuten
Kochzeit: 15 Minuten

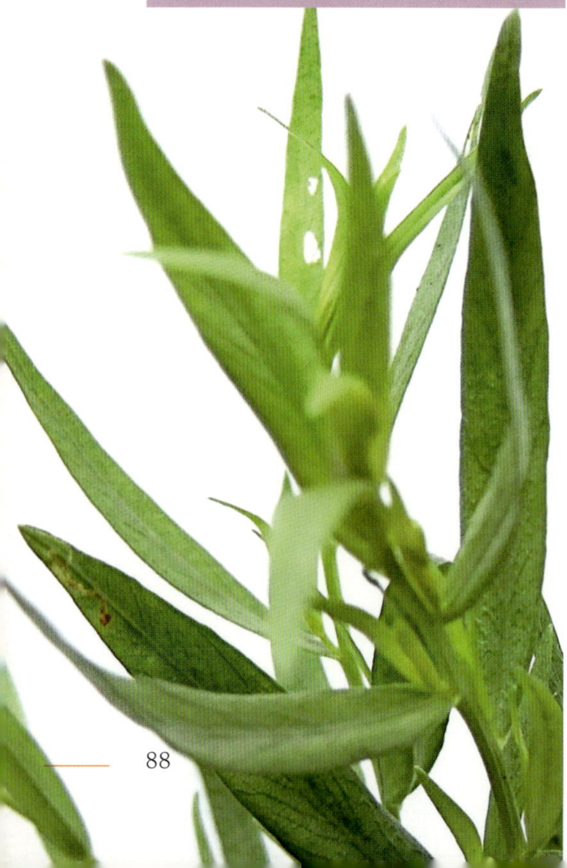

Zubereitung

Karotten und Kartoffeln putzen, waschen und schälen. Beides in kleine Würfel schneiden.

Einen Topf mit kaltem Wasser ausschwenken. Kartoffeln und Karotten hineinfüllen. Milch und etwas Wasser dazugießen, zum Kochen bringen, bei schwacher Hitze etwa 15 Minuten garen lassen.

Die garen Kartoffeln und Karotten mit einem Pürierstab fein pürieren.

Estragonzweige waschen, die Blättchen von den Stengeln zupfen und fein schneiden.

Estragon und Meerrettich unter das Püree geben. Mit Pfeffer, Muskat und wenig Salz abschmecken.

Eine Portion enthält:

159 Kilokalorien
6 g Eiweiß
1 g Fett
29 g Kohlenhydrate
7 g Ballaststoffe
~2 BE (die Karotten bleiben unberechnet)

Tipps & Hinweise

Wenn das Kartoffelpüree am Topfboden ansetzt, gießen Sie einfach nochmals etwas Wasser oder Milch dazu.

Falls Sie keinen frischen Estragon bekommen, können Sie auch Schnittlauch verwenden.

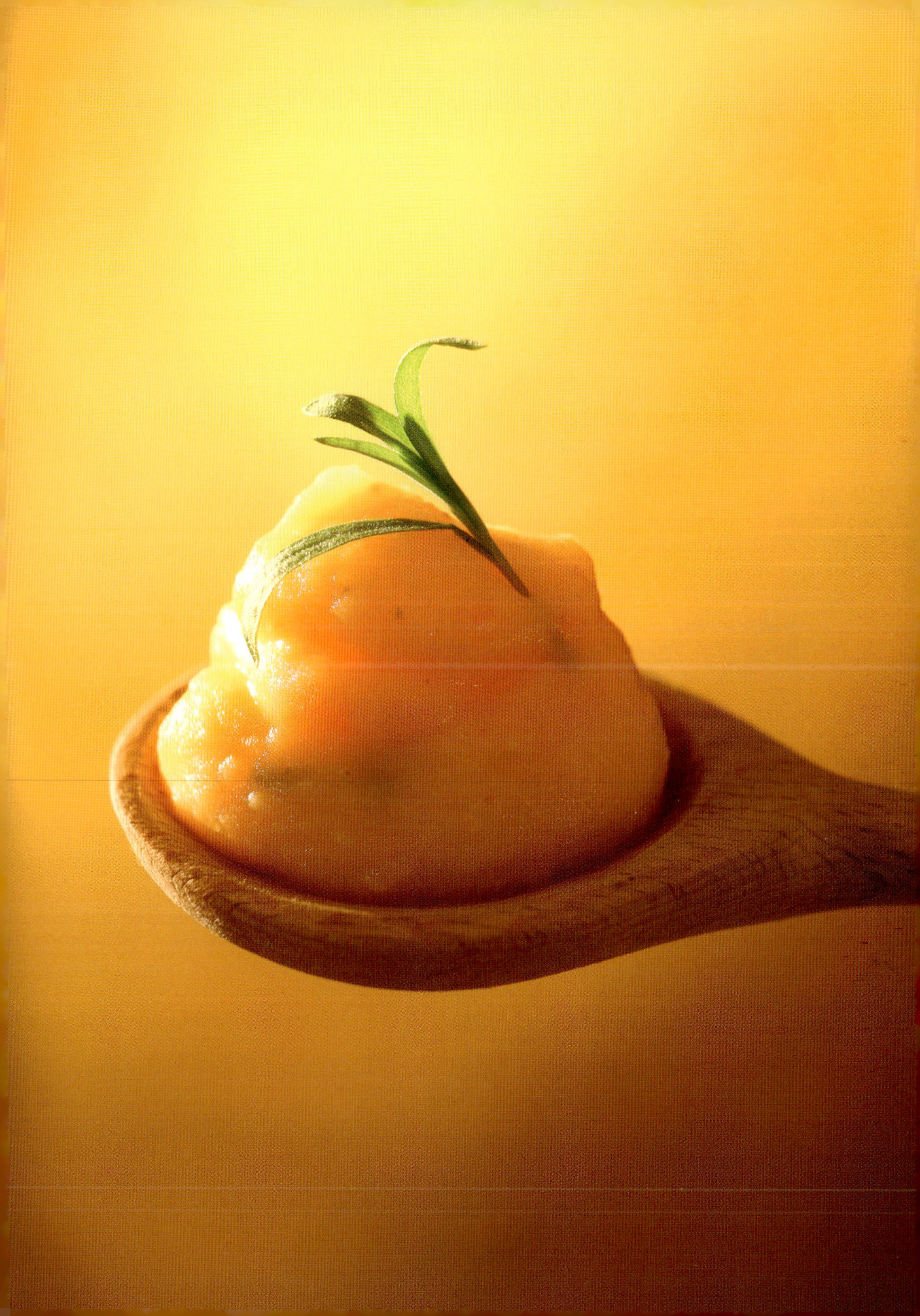

Gemüsereis

gelingt leicht

Zutaten für 2 Portionen
2 mittelgroße Zwiebeln
1 kleine Knoblauchzehe
1 mittelgroße Karotte
1/2 Stange Lauch
1 EL Rapsöl
120 g Naturreis
1/4 l Gemüsebrühe
Petersilie
Zubereitungszeit: 20 Minuten
Garzeit: ca. 40 Minuten

Zubereitung

Zwiebeln und Knoblauch schälen und fein würfeln. Karotten waschen, putzen und in kleine Würfel schneiden. Lauch putzen, der Länge nach halbieren und unter fließendem kaltem Wasser abspülen, in feine Streifen schneiden.

Den Reis mit der doppelten Menge Gemüsebrühe kurz aufkochen und in etwa 30–40 Minuten garen, falls nötig noch etwas Wasser hinzufügen.

Das vorbereitete Gemüse in dem Pflanzenöl andünsten und bei schwacher Hitze bissfest garen. Den Reis mit dem Gemüse mischen. Petersilie waschen und fein hacken, über den Gemüsereis streuen.

Eine Portion enthält:

348 Kilokalorien
8 g Eiweiß
10 g Fett
56 g Kohlenhydrate
4 g Ballaststoffe
4 BE (das Gemüse bleibt unberechnet)

Tipps & Hinweise

Dazu passt ein gegrilltes Fischfilet mit Zitronen-Kräutermantel.

Weiterhin eignen sich viele andere Gemüsesorten sowie Hülsenfrüchte zur Herstellung von Gemüsereis, wie: Blumenkohl, Brokkoli, Zucchini, Staudensellerie, Paprikaschoten, Mais, Kohlrabi, Tomaten, frische oder getrocknete Erbsen sowie getrocknete Linsen.

Der Ballaststoffgehalt von Hülsenfrüchten ist im Vergleich zu allen anderen Gemüsesorten extrem hoch. Die in Hülsenfrüchten enthaltene Stärke ist für den menschlichen Verdauungstrakt nicht verwertbar, daher ist die BE-Berechnung nicht erforderlich.

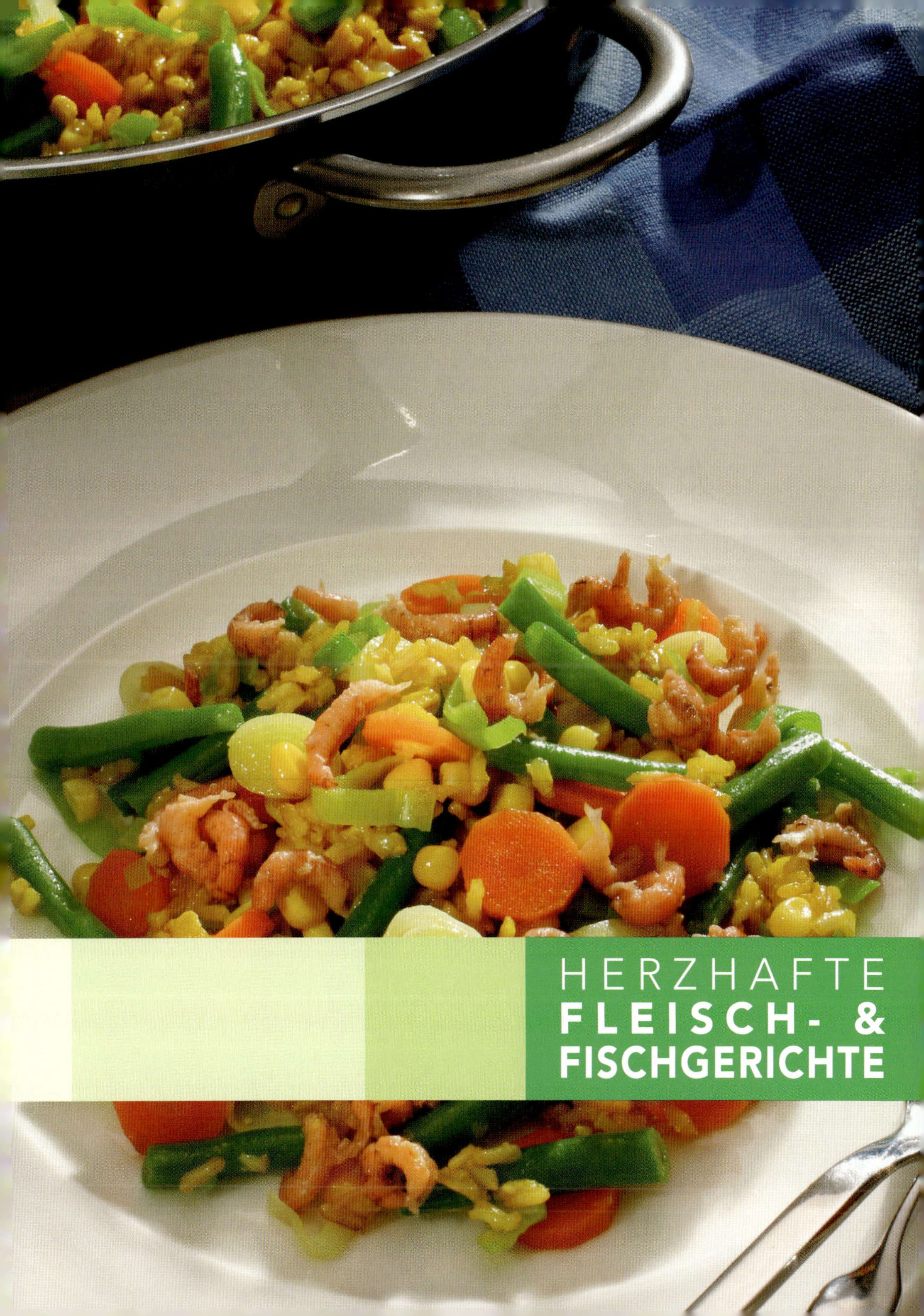

HERZHAFTE FLEISCH- & FISCHGERICHTE

Mit Ausnahme von Enten und Gänsen sind Geflügelsorten fettarme und geeignete Zutaten für gesunde Gerichte.

Fleisch liefert für die Blutzuckerregulation notwendiges Eisen und Zink und verbessert die Insulinwirkung.

Eine ganz fleischfreie Kost ist also auch für Diabetiker nicht empfehlenswert.

Um den Eiweiß-, Fett- und Cholesterinkonsum nicht in schwindelerregende Höhe steigen zu lassen, reichen allerdings zwei bis drei Fleischmahlzeiten pro Woche – Fisch und Soja sollten regelmäßig als Alternativen auf den Tisch kommen.

Geflügel-Gemüse-Pfanne

preisgünstig

Zutaten für 2 Portionen
2 kleine Putenschnitzel à 100 g
1 EL Rapsöl
1 kleine Zwiebel
1 kleine Knoblauchzehe
1 große Karotte (ca. 200 g)
200 g Broccoli
$^1/_2$ Dose Mais (ca. 120 g)
Gemüsebrühe (gekörnt)
fluoridiertes Jodsalz mit Folsäure
Pfeffer
1 EL saure Sahne
Petersilie
Majoran
Zubereitungszeit: 30 Minuten

Zubereitung

Die Putenschnitzel trocken tupfen, Sehnen und sichtbares Fett entfernen. Öl in einer Pfanne erhitzen und die Putenschnitzel darin scharf anbraten.

Das Fleisch aus der Pfanne nehmen und warmstellen.

Die Zwiebel und den Knoblauch schälen, in kleine Würfel schneiden. Karotten waschen, schälen und fein würfeln. Den Broccoli in Röschen teilen und waschen.

Die Zwiebel-, Knoblauch- und Karottenwürfel zusammen mit den Broccoliröschen in dem restlichen Bratfett andünsten. Mit Gemüsebrühe würzen und in wenig Flüssigkeit bissfest garen.

Danach mit der sauren Sahne verfeinern, Pfanne vom Herd nehmen und nochmals abschmecken. Das Putenfleisch in schmale Streifen schneiden und mit dem abgetropften Mais zu dem Gemüse geben.

Petersilie und Majoran waschen, fein wiegen und vor dem Servieren direkt über das Gericht streuen.

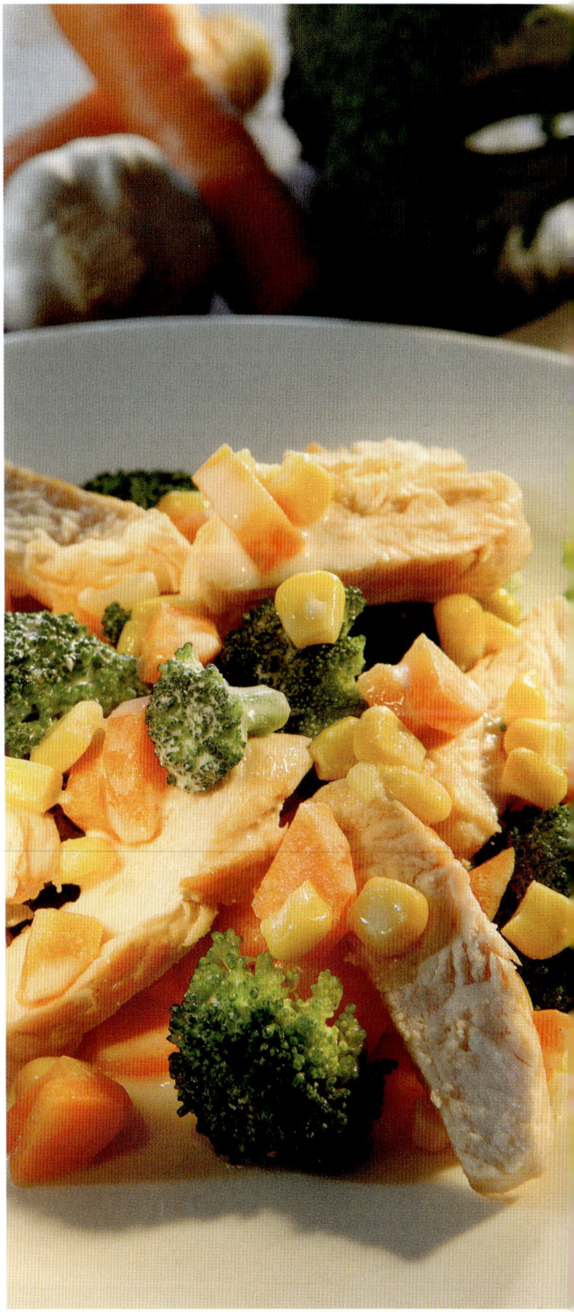

Eine Portion enthält:

307 Kilokalorien
31 g Eiweiß
11 g Fett
22 g Kohlenhydrate
9 g Ballaststoffe
0 BE (das Gemüse bleibt unberechnet)

Tipps & Hinweise

Achten Sie beim Verfeinern mit der sauren Sahne darauf, dass das Gericht nicht mehr kocht. Denn die saure Sahne „flockt“ sonst aus.

Essen Sie täglich mindestens 500 Gramm Gemüse. Es enthält reichlich Ballaststoffe und sekundäre Pflanzenstoffe, beugt damit vielen Krankheiten vor und sorgt auch dafür, dass der Blutzuckeranstieg nach der Mahlzeit mild verläuft.

Schnitzel Utrechter Art

gelingt leicht

Zutaten für 2 Portionen
1 kleine Zwiebel
1 Knoblauchzehe
300 g frische Champignons
1 EL Rapsöl
2 EL saure Sahne, 10 % Fett
1 EL Weißwein
2 Putenschnitzel à 100 g
Pfeffer
Cayennepfeffer
fluoridiertes Jodsalz mit Folsäure
2 mittelgroße Tomaten
2 Scheiben Käse, 30 % F.i.Tr. (z. B. Edamer) (60 g)
Zubereitungszeit: 30 Minuten   **Backzeit: ca. 10 Minuten**

Zubereitung

Die Zwiebel und die Knoblauchzehe schälen und fein hacken.

Champignons putzen, falls notwendig waschen und feinblättrig schneiden.

Zuerst die Zwiebel und den Knoblauch in der Hälfte des Pflanzenöls glasig andünsten. Champignons zufügen und braten, bis die entstehende Flüssigkeit verdampft ist. Die saure Sahne und den Weißwein kurz mitköcheln lassen.

Die Putenschnitzel abtupfen, von Sehnen und eventuell Fett befreien, flach klopfen und rundum pfeffern, in dem übrig gebliebenen Pflanzenöl auf jeder Seite ca. 2 Minuten braten. Die Schnitzel leicht salzen und nebeneinander in eine Auflaufform legen.

Die Pilzmasse mit Pfeffer, Cayenne und Salz würzen und auf die Schnitzel geben.

Tomaten waschen, halbieren, Stengelansätze herausschneiden und die Tomaten in Scheiben schneiden. Die Tomatenscheiben auf die Schnitzel geben und mit klein gewürfeltem Käse bestreuen.

Die Schnitzel im Backofen bei 180 °C 10 Minuten überbacken, bis der Käse geschmolzen ist.

Eine Portion enthält:
255 Kilokalorien
38 g Eiweiß
8 g Fett
5 g Kohlenhydrate
4 g Ballaststoffe
0 BE (das Gemüse bleibt unberechnet)

Tipps & Hinweise

Scharfe Gewürze wie Cayennepfeffer oder Chili erleichtert die Gewichtsreduktion, da sie den Stoffwechsel und die Wärmeproduktion des Körpers anheizen.

Hähnchen-geschnetzeltes mit Steinpilz-Soße

etwas teurer

Zutaten für 2 Portionen
100 g Vollkornbandnudeln
200 g Steinpilze
1 Stück Zucchini (ca. 200 g)
2 Hähnchenschnitzel à 100 g
weißer Pfeffer
fluoridiertes Jodsalz mit Folsäure
1 EL Rapsöl
2 EL Schmelzkäse, z. B. mit Kräutern oder Champignons, 30 % F.i.Tr.
Zubereitungszeit: 20 Minuten
Kochzeit: ca. 10 Minuten

Zubereitung

Die Nudeln nach Packungsaufschrift al dente kochen, abschrecken und abtropfen lassen.

Inzwischen die Pilze putzen, bei Bedarf waschen, trocken tupfen und in mundgerechte Stücke schneiden. Die Zucchini putzen, halbieren und in schmale Scheiben schneiden.

Die Hähnchenschnitzel trocken tupfen, Sehnen, Haut und sichtbares Fett entfernen. Die Schnitzel in heißem Fett von beiden Seiten circa 2 Minuten anbraten, würzen und warm stellen.

In dem verbliebenen Fett die Pilze und die Zucchinischeiben einige Minuten anbraten und leicht pfeffern und salzen.

Die Schnitzel in schmale Streifen schneiden und zu der Pilz-Zucchini-Masse geben.

Den Schmelzkäse dazugeben und kurz erhitzen, aber nicht zum Kochen bringen und das Geschnetzelte sofort mit den Nudeln servieren.

Eine Portion enthält:
435 Kilokalorien
43 g Eiweiß
14 g Fett
33 g Kohlenhydrate
9 g Ballaststoffe
3 BE

Tipps & Hinweise

Dazu schmeckt ein knackiger Salat. Anstelle von Schmelzkäse eignet sich auch ein fettreduzierter Frischkäse als Verfeinerungsalternative. Falls Sie keine Steinpilze bekommen, verwenden Sie einfach weiße oder braune Champignons für die Pilzmasse. Als Alternative für die Zucchini probieren Sie einmal Kohlrabi oder grüne Stangenbohnen.

Makkaroni mit Spinat, Fleischbällchen und Mozzarella

gelingt leicht

Zutaten für 2 Portionen
300 g Blattspinat
2 mittelgroße Tomaten
1 kleine Zwiebel
1 Knoblauchzehe
150 g Vollkornmakkaroni
1 EL Olivenöl
fluoridiertes Jodsalz mit Folsäure
weißer Pfeffer
100 g Bratwurstmasse
1/2 Packung Mozzarella
1 EL gehackte Petersilie

Zubereitungszeit: 30 Minuten
Garzeit: ca. 30 Minuten

Zubereitung

Den Spinat gründlich putzen, die harten Stiele entfernen, gründlich waschen und gut abtropfen lassen. Die Tomaten waschen, vierteln und die Stengelansätze entfernen. Tomatenviertel in größere Würfel schneiden. Die Zwiebel und den Knoblauch schälen und fein hacken. Die Makkaroni nach Packungsaufschrift al dente kochen, abschrecken und abtropfen lassen.

Das Pflanzenöl in einer Kasserolle erhitzen, die Zwiebel und den Knoblauch darin hell anschwitzen. Den abgetropften Spinat zugeben und kurz mitschmoren. Mit Salz und Pfeffer würzen und die Tomatenwürfel zugeben.

Aus der Bratwurstmasse kleine Klößchen formen und in kochendem Salzwasser 5 Minuten ziehen lassen. Die Klößchen herausnehmen und abtropfen lassen.

Den Mozzarella abtropfen lassen, in Scheiben schneiden.

Nudeln, Klößchen und Spinatmasse schichtweise in eine feuerfeste Form geben. Die Mozarellascheiben darüber verteilen.

Im vorgeheizten Backofen bei 200 °C auf der mittleren Einschubleiste etwa 20 Minuten überbacken.

Vor dem Servieren mit gehackter Petersilie bestreuen.

Eine Portion enthält:
567 Kilokalorien
33 g Eiweiß
25 g Fett
50 g Kohlenhydrate
14 g Ballaststoffe
4,5 BE (das Gemüse bleibt unberechnet)

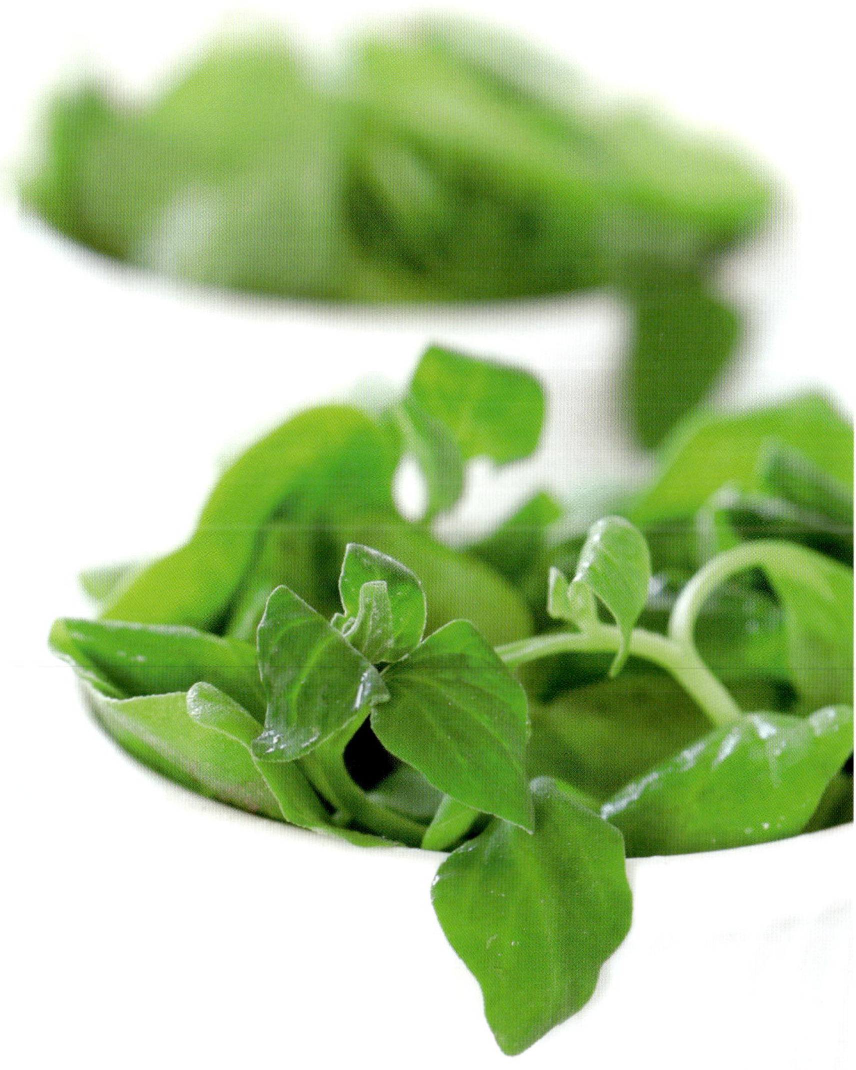

Kalbsmedaillons mit Frühlingsgemüse

etwas teurer

Zutaten für 2 Portionen
Für die Kalbsmedaillons:
4 Kalbsmedaillons à 80 g
fluoridiertes Jodsalz mit Folsäure
weißer Pfeffer
2 TL Olivenöl
200 ml Kalbsfond
2 Tomaten
2 Scheiben Schnittkäse, 45 % F.i.Tr. (ca. 60 g)
Basilikumblättchen
Für das Gemüse:
4 Frühlingszwiebeln
1 Portion Spargel (ca. 150 g)
1 Handvoll Zuckerschoten (ca. 50 g)
$^1/_2$ kleiner Kohlrabi (ca. 100 g)
4 junge Karotten (ca. 200 g)
2 TL Rapsöl
fluoridiertes Jodsalz mit Folsäure
weißer Pfeffer
1 EL gehackte Petersilie
Zubereitungszeit: 45 Minuten
Garzeit: ca. 15 Minuten

Zubereitung

Die Kalbsmedaillons salzen und pfeffern. Öl in einer Pfanne erhitzen, Medaillons darin auf beiden Seiten anbraten, die Hitze reduzieren und das Fleisch auf jeder Seite etwa 2 Minuten braten. Die Medaillons herausnehmen und auf eine feuerfeste Platte legen. Den Kalbsfond in die Pfanne gießen, auf die Hälfte lassen und abschmecken.

Das Gemüse waschen, putzen bzw. schälen und in mundgerechte Stücke schneiden. Den Spargel und die Frühlingszwiebeln beiseitestellen. Kohlrabi-, Karotten- und Zuckerschotenstücke in Salzwasser kurz blanchieren, herausnehmen und gut abtropfen lassen. Im Gemüsesud nun den Spargel und die Frühlingszwiebeln blanchieren und ebenfalls gut abtropfen lassen. Gemüsebrühe nicht wegschütten.

Das Öl in einer Pfanne leicht erhitzen. Den Kohlrabi, die Karotten und die Zuckerschoten zugeben und kurz andünsten. Mit $^1/_8$ l der Gemüsebrühe aufgießen und etwa 5 Minuten zugedeckt auf niedriger Stufe dünsten. Dann erst Frühlingszwiebeln und Spargelstücke zugeben und weitere 4 Minuten dünsten.

Den Backofengrill vorheizen.

Die Tomaten waschen und in Scheiben schneiden. Den Käse in kleine Würfel schneiden.

Die Medaillons mit den Tomatenscheiben und dem gewürfeltem Käse belegen und im vorgeheizten Grill kurz überbacken.

Zum Schluss die Medaillons mit Basilikumblättchen belegen und mit dem mit Petersilie bestreuten Gemüse und der Soße servieren.

Eine Portion enthält:

456 Kilokalorien
53 g Eiweiß
22 g Fett
11 g Kohlenhydrate
7 g Ballaststoffe
0 BE (das Gemüse bleibt unberechnet)

Tipps & Hinweise

Dieses Rezept liefert reichlich tierisches Eiweiß. Da solche aufwändige Speisen jedoch nur an Feiertagen verzehrt werden, können auch Menschen mit Diabetes es sich schmecken lassen.

Sie sollten jedoch bei den restlichen Mahlzeiten des Tages eiweißarme Lebensmittel bevorzugen. Als Abendessen eignet sich ein großer, knackiger Salatteller mit einem aufgebackenen Vollkornbrötchen.

Spargel enthält den Eiweißbaustein Asparaginsäure. Bei manchen Menschen führt eine bestimmte Situation im Stoffwechsel dazu, dass der Urin nach Spargelgenuss einen extremen Geruch aufweist. Das ist aber weder gefährlich noch bedeutet es, dass der Körper „entschlackt" wurde.

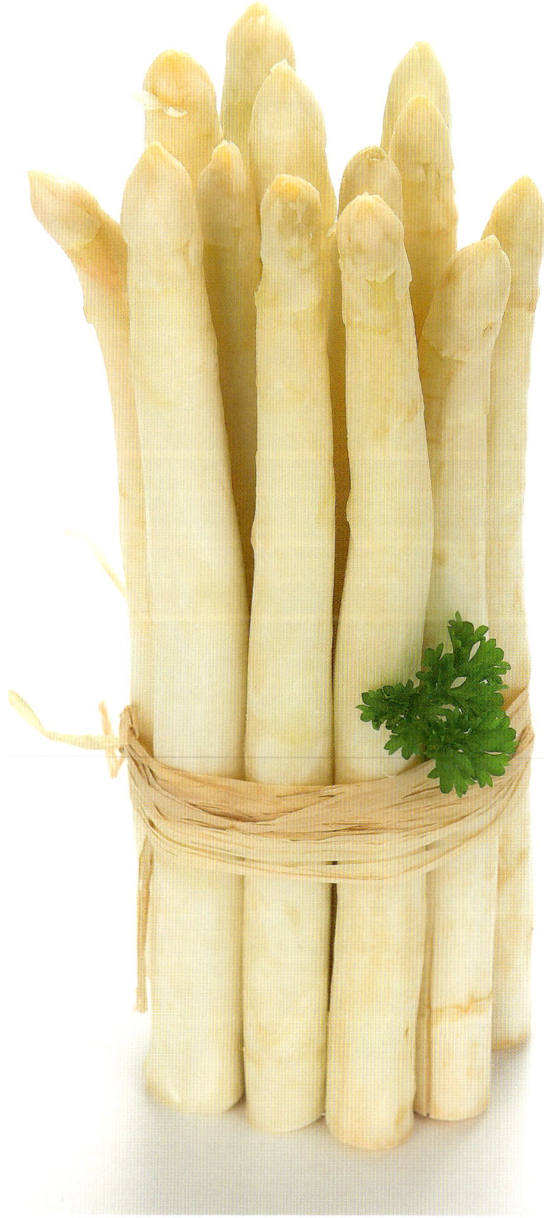

Rehrücken mit Pfifferlingen und Spätzle

Festtagsmenü

Zutaten für 4 Portionen

Für den Rehrücken:

1 Rehrücken (ca. 1 kg)
1 TL fluoridiertes Jodsalz mit Folsäure
$^{1}/_{2}$ TL weißer Pfeffer
1 TL Wacholderbeeren
2 EL Rapsöl

Für die Soße:

200 g Abfälle vom Rehrücken
1 mittlere Zwiebel
$^{1}/_{4}$ l Wasser
8 Pfefferkörner
1 TL Wacholderbeeren
1 mittlere Tomate
1 TL Senf
3 EL Weinessig
5 EL Rotwein
4 EL Wasser
1 EL Stärke
1 EL Johannisbeergelee
1 Becher saure Sahne

Für die Spätzle:

400 g Spätzle
1 EL Rapsöl
300 g Pfifferlinge

Zubereitungszeit: ca. 1 Stunde
Garzeit: ca. 1,5 Stunden

Zubereitung

Den Rehrücken auslösen und enthäuten. Das Filet mit Salz, Pfeffer und zerdrückten Wacholderbeeren einreiben. Öl in einer großen Pfanne leicht erhitzen und das Fleisch rundum gut anbraten. Aus der Pfanne (Bratfett nicht wegwerfen!) nehmen, in einen Bräter legen und im Backrohr bei 210–220 °C knapp 45–60 Minuten schmoren.

Inzwischen Wildabfälle und fein gewürfelte Zwiebel in dem Bratenfett scharf anbraten und braun werden lassen. $^{1}/_{4}$ l Wasser zugießen, salzen, Pfefferkörner, Wacholderbeeren und gewürfelte Tomate zugeben.

Den Sud 15 Minuten kochen, danach durch ein Sieb passieren. Senf, Essig und Wein zugeben. Stärke mit etwas Wasser und dem Gelee verrühren, an die Soße geben, kurz aufwallen lassen und nochmals abschmecken. Die saure Sahne glatt rühren und zu der Soße geben, nun nicht mehr kochen lassen.

Die Spätzle nach Vorschrift zubereiten.

Pfifferlinge putzen und waschen, in dem Öl 10 Minuten braten, mit Salz und Pfeffer würzen. Das fertig gegarte Wildfleisch schräg in daumendicke Scheiben schneiden und auf eine Platte setzen, mit den Spätzle, den Pfifferlingen und der Soße servieren.

Eine Portion enthält:

742 Kilokalorien
72 g Eiweiß
33 g Fett
37 g Kohlenhydrate
7 g Ballaststoffe
~7 BE

Für alle, die keine gekauften Spätzle verwenden möchten:

Grundrezept Spätzle (4 Port.)

375 g Weizenmehl, Typ 550
fluoridiertes Jodsalz mit Folsäure
1/4 l Wasser
3 Eier

Zubereitung:

Alle Zutaten locker mischen und mit einem elektrischen Handrührgerät gut abschlagen, bis der Teig Blasen wirft. Bei der Verwendung eines Spätzledrückers/Spätzlehobels Teig etwas dünner halten, eventuell etwas Wasser hinzufügen.

Einen großen Topf mit reichlich Salzwasser aufstellen und Wasser zum Kochen bringen. Den Teig portionsweise durch Hobel/Drücker geben und die Spätzle einige Male aufkochen lassen, bis sie an der Oberfläche schwimmen. Garzeit je nach Größe und Menge der Spätzle 3–5 Minuten.

Gare Spätzle mit einem Schaumlöffel herausnehmen und mit kaltem Wasser überbrausen, gut abtropfen lassen. Je nach weiterer Verarbeitung z. B. auf Brett ausbreiten und abtrocknen lassen. Spätzle können schon am Vortag hergestellt werden.

Bei Verwendung von Vollkornmehl achten Sie bitte darauf, dass Vollkornmehle mehr Flüssigkeit zum Quellen benötigen. Außerdem werden die Spätzle mit Vollkornmehl nicht so locker.

Eine Portion enthält:

386 Kilokalorien
15 g Eiweiß
6 g Fett
67 g Kohlenhydrate
4 g Ballaststoffe
~6,5 BE

Tipps & Hinweise

Dieses Rezept liefert reichlich tierisches Eiweiß. Da solche aufwändigen Speisen jedoch „nur“ an Feiertagen verzehrt werden, können auch Menschen mit Diabetes es sich schmecken lassen. Sie sollten jedoch bei den restlichen Mahlzeiten des Tages eiweißarme Lebensmittel bevorzugen. Als Abendessen eine große Rohkostplatte mit einer getoasteten Scheibe Vollkornbrot.

Bandnudeln mit Zucchini und Heilbutt

gelingt leicht

Zutaten für 2 Portionen
1 mittlere Zucchini
250 g Heilbutt- oder Goldbarschfilet in 4 Scheiben
2 TL Zitronensaft
100 g Vollkornbandnudeln
2 TL Olivenöl
1 kleine Knoblauchzehe
10 EL Kaffeesahne, 10 % Fett
Thymian
fluoridiertes Jodsalz mit Folsäure
Pfeffer
Zubereitungszeit: 20 Minuten **Garzeit: ca. 20 Minuten**

Zubereitung

Die Zucchini waschen, quer halbieren und in dünne Stifte schneiden. In kochendem Salzwasser etwa 1 Minute blanchieren, danach kalt abschrecken.

Das Fischfilet trocken tupfen, mit Zitronensaft beträufeln und leicht salzen.

Die Bandnudeln nach Packungsaufschrift kochen, abschrecken und abtropfen lassen.

Inzwischen das Fischfilet in einer beschichteten Pfanne in dem Öl von beiden Seiten etwa 3 Minuten anbraten, anschließend warmstellen. Bratfett nicht wegwerfen.

Knoblauch schälen und sehr fein hacken, in der Pfanne kurz andünsten, mit Kaffeesahne ablöschen, und die Soße 3 Minuten leicht einkochen lassen. Salzen und pfeffern.

Die Thymianblättchen und Zucchinistreifen zugeben, kurz aufkochen lassen. Die Bandnudeln mit der Soße vermengen und den Fisch darauf servieren.

Eine Portion enthält:
455 Kilokalorien
36 g Eiweiß
17 g Fett
41 g Kohlenhydrate
3 g Ballaststoffe
3 BE (das Gemüse bleibt unberechnet)

Tipps & Hinweise

Für übergewichtige Diabetiker bietet sich als Alternative für den fettreichen Heilbutt Goldbarsch oder Kabeljau an. Am besten für Diabetiker sind Hartweizengrieß-Nudeln ohne Ei, die al dente gekocht werden. Diese Nudeln haben einen niedrigen glykämischen Index.

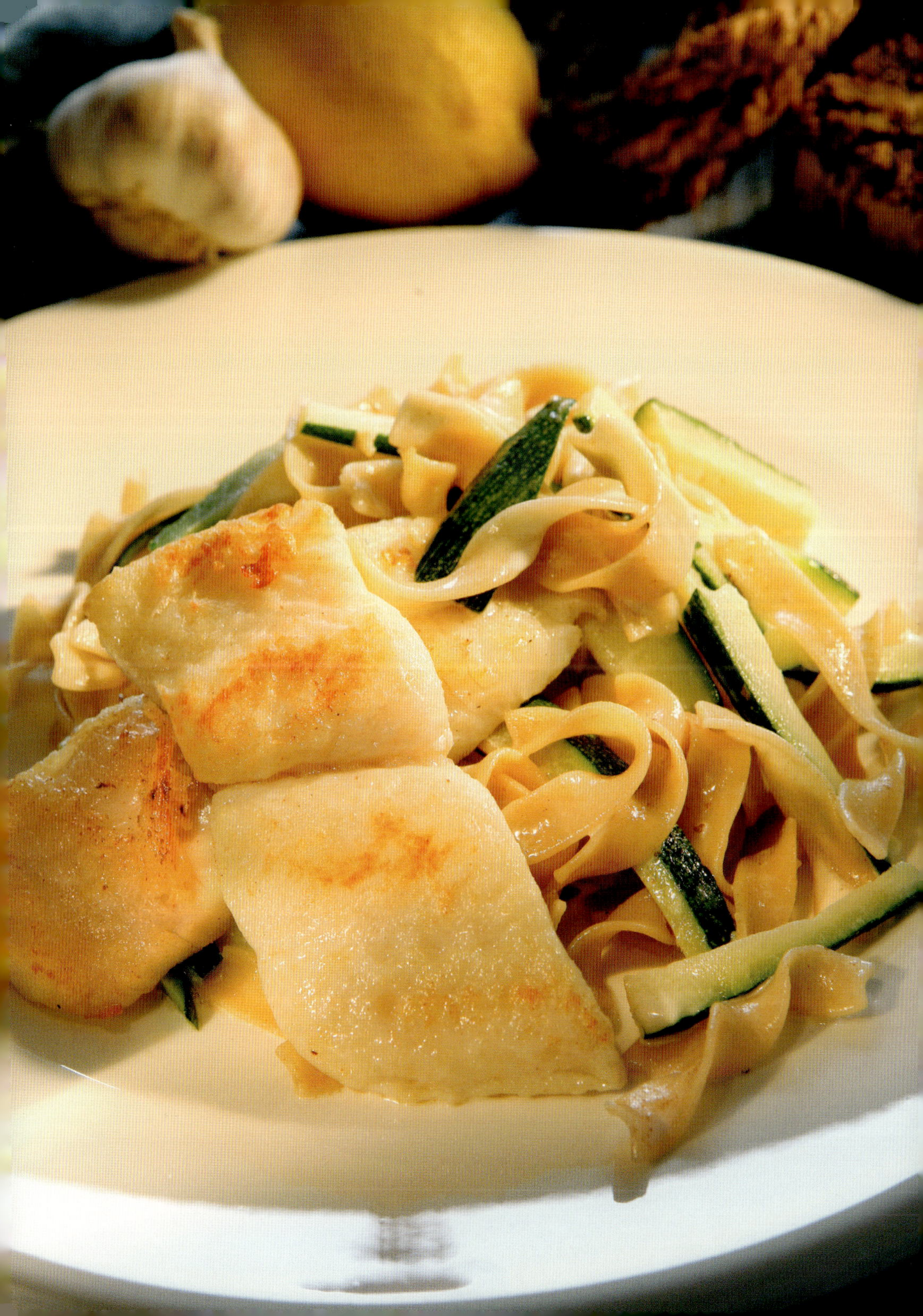

Lachs in Kresse-Rahm-Soße

etwas teurer

Zutaten für 2 Portionen

- 100 g Naturreis mit Wildreis
- 200 g Zuckerschoten
- 2 Lachsstücke à 150 g
- 1 EL Rapsöl
- 1/2 Becher saure Sahne
- 2 EL Weißwein
- 1/2 Beet Kresse
- fluoridiertes Jodsalz mit Folsäure
- schwarzer Pfeffer
- Zitronensaft

Zubereitungszeit: 20 Minuten
Garzeit: ca. 50 Minuten

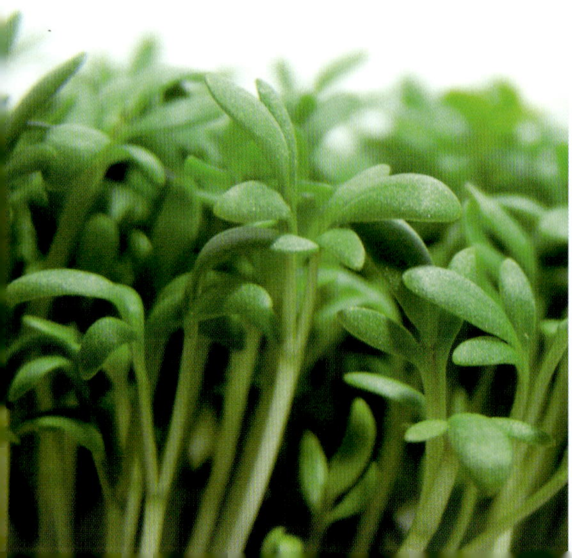

Zubereitung

Reis nach Packungsaufschrift zubereiten. Zuckerschoten in etwas Salzwasser garen.

Lachs trocken tupfen, salzen und pfeffern und in dem Öl von beiden Seiten 3–4 Minuten braten.

Die saure Sahne in einen Topf geben und unter ständigem Rühren erhitzen, Wein und Kresse zugeben, kurz durchziehen lassen, eventuell mit etwas Pfeffer und Zitrone abschmecken.

Lachs mit Wildreis und Zuckerschoten auf zwei Tellern anrichten und mit Kresse-Rahm-Soße servieren.

Eine Portion enthält:

- 735 Kilokalorien
- 43 g Eiweiß
- 38 g Fett
- 52 g Kohlenhydrate
- 7 g Ballaststoffe
- ~4 BE

Tipps & Hinweise

Um Kalorien einzusparen, können Sie anstatt Lachs Seelachsfilet oder Goldbarsch verwenden. Diese Fische müssten Sie jedoch mit Zitronensaft säuern.

Allerdings liefert der Lachs Omega-3-Fettsäuren, welche erhöhte Blutfettwerte senken und Thrombosen vorbeugen.

Fischfilet aus dem Backofen

gelingt leicht

Zutaten für 2 Portionen

- 2 Kabeljaufilets à 150 g
- Zitronensaft
- Pfeffer
- wenig fluoridiertes Jodsalz mit Folsäure
- 1 große Fleischtomate (ca. 150 g)
- 1 Bund Frühlingszwiebeln
- 2 Portionen Blattspinat, tiefgefroren oder frisch (ca. 200 g)
- 1 Knoblauchzehe
- 1/2 Becher saure Sahne, 10 % Fett
- 2 EL Basilikum

Zubereitungszeit: 40 Minuten
Marinierzeit: ca. 15 Minuten
Garzeit: 20–25 Minuten

Zubereitung

Das Fischfilet mit Zitronensaft beträufeln, etwa 15 Minuten ziehen lassen, trocken tupfen und mit Salz und Pfeffer würzen.

Die Tomate waschen, Stengelansätze herausschneiden und in Scheiben schneiden. Die Frühlingszwiebeln putzen, waschen und in feine Ringe schneiden.

Den frischen Blattspinat verlesen, waschen, den gefrorenen Spinat auftauen lassen.

Knoblauch schälen und fein würfeln. Spinat mit den Zwiebelringen und Knoblauchwürfelchen mischen und in eine feuerfeste Form füllen. Die Tomatenscheiben darüber schichten. Das Fischfilet auf das Gemüse legen.

Die saure Sahne glatt rühren, das fein gehackte Basilikum unterrühren, mit Salz und Pfeffer abschmecken.

Die Soße über dem Fisch verteilen. Das Fischfilet auf dem Rost im vorgeheizten Backofen bei 200 °C 20–25 Minuten backen.

Eine Portion enthält:

- 259 Kilokalorien
- 37 g Eiweiß
- 9 g Fett
- 6 g Kohlenhydrate
- 4 g Ballaststoffe
- 0 BE (das Gemüse bleibt unberechnet)

Tipps & Hinweise

Gemüse müssen Diabetiker prinzipiell nicht berechnen und sollten reichlich davon verzehren. Gemüse enthält reichlich Ballaststoffe, Vitamine, Mineralstoffe und gesundheitsförderliche sekundäre Pflanzenstoffe, aber wenig Kalorien und blutzuckersteigernde Kohlenhydrate.

Essen Sie zu jeder Mahlzeit Gemüse und/oder Salat. Gemüse macht das Abnehmen leicht!

Rotbarschfilet auf Dillgurken

geht schnell

Zutaten für 2 Portionen
1 große Salatgurke (ca. 600 g)
4 EL saure Sahne, 10 % Fett
4 EL Dill
fluoridiertes Jodsalz mit Folsäure
Pfeffer
2 Rotbarschfilets à 150 g
Zitronensaft
1 EL Rapsöl
Zubereitungszeit: 25 Minuten

Zubereitung

Die Salatgurke schälen, halbieren, von den Kernen befreien und in fingerdicke Stücke schneiden. Gurkenstücke in wenig Salzwasser bissfest garen, die saure Sahne und den gewaschenen und fein gehackten Dill zufügen. Mit Pfeffer und Salz abschmecken.

Das Rotbarschfilet mit Küchenkrepp trocken tupfen, von beiden Seiten salzen und mit Zitronensaft beträufeln. In heißem Pflanzenöl in einer beschichteten Pfanne von beiden Seiten kurz braten.

Den Fisch mit dem Gurkengemüse servieren.

Eine Portion enthält:
362 Kilokalorien
30 g Eiweiß
24 g Fett
8 g Kohlenhydrate
3 g Ballaststoffe
0 BE (das Gemüse bleibt unberechnet)

Tipps & Hinweise

Dazu passen kerniger Kräuterreis oder Pellkartoffeln.

Deutschland ist ein Jodmangelgebiet, und Seefisch ist das einzige Lebensmittel, das ausreichend Jod enthält. Zudem ist Seefisch fettarm und lässt sich mit Gemüse zu schmackhaften Gerichten kombinieren. Lecker und mager sind Kabeljau, Lengfisch, Forelle (auch geräuchert), Schellfisch, Goldbarsch, Scholle, Seelachs, Hecht oder Zander. Damit haben Sie viel Auswahl, um wöchentlich zwei Fischgerichte auf den Speiseplan zu bringen.

Fettreich sind Lachs, Makrele, Heilbutt, Matjes, Hering oder Aal. Allerdings liefern diese Sorten hochwertige Omega-3-Fettsäuren, welche in der Lage sind, erhöhte Triglyzeride (diese sind bei vielen Diabetikern zu hoch) zu senken.

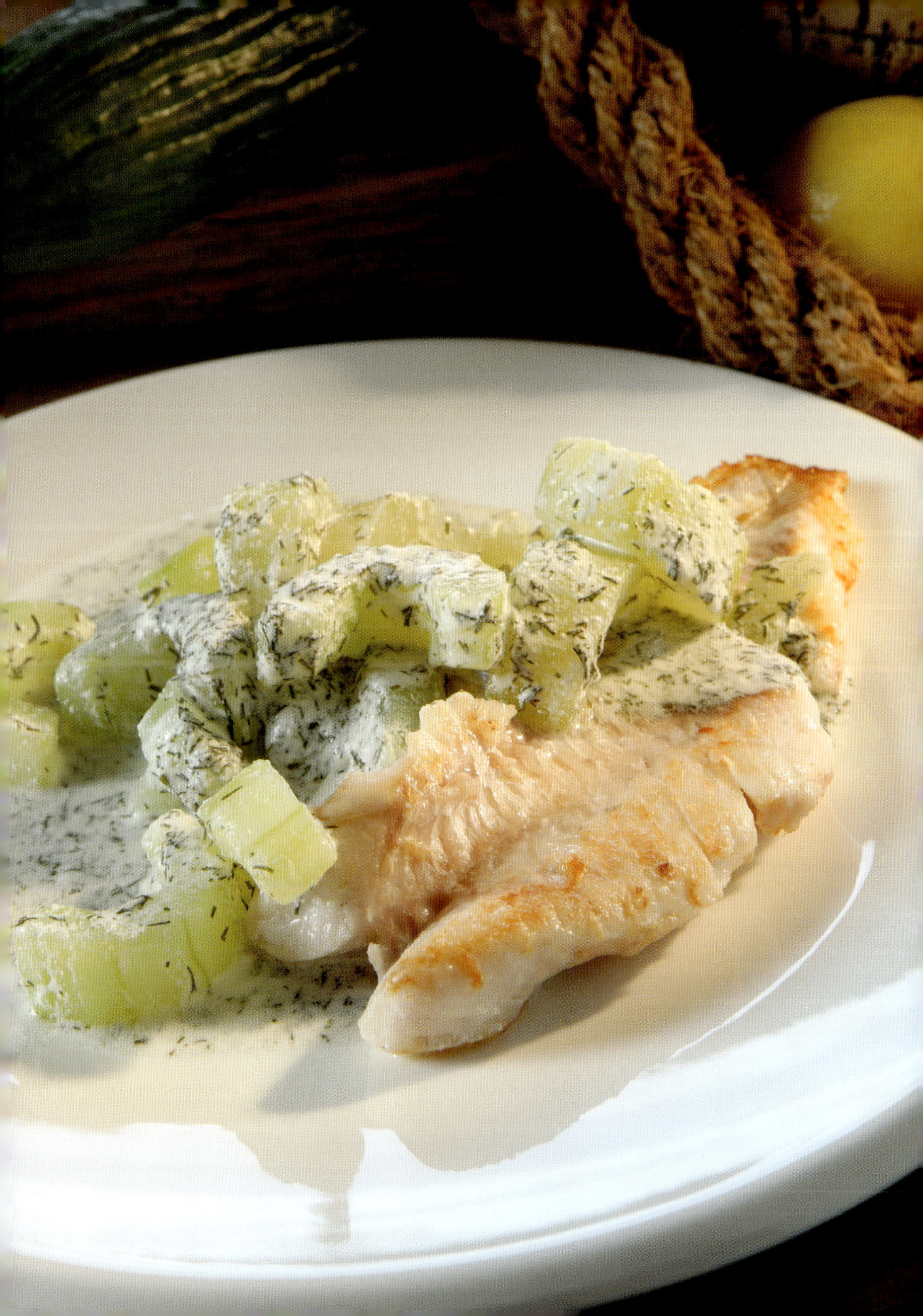

Schollenfilet-Gratin

gelingt leicht

Zutaten für 2 Portionen
2 Schollenfilets à 80 g
Zitronensaft
fluoridiertes Jodsalz mit Folsäure
Pfeffer
2 Portionen gemischtes Gemüse (z. B. Karotten, Mais und Erbsen, eventuell gemischtes Tiefkühl-Gemüse) (ca. 300 g)
1 EL Rapsöl
2 EL Krabben (ca. 50 g)
2 EL Weißwein
2 EL Kondensmilch, 4 % Fett
2 TL Paniermehl
Pfeffer
Zitronensaft
6 mittelgroße Pellkartoffeln (ca. 500 g)

Zubereitungszeit: 30 Minuten
Garzeit: ca. 20 Minuten

Zubereitung

Die Schollenfilets trocken tupfen, mit Zitronensaft, Salz und Pfeffer würzen.

Das gemischte Gemüse in dem Öl anschwitzen und kurz dünsten, mit den Krabben mischen. Die Hälfte des Gemüses in die Auflaufform füllen, das Schollenfilet darauf legen. Mit dem Rest der Gemüsemischung das Schollenfilet bedecken.

Den Wein und die Kondensmilch mischen, mit etwas Zitronensaft, Salz und Pfeffer abschmecken und über den Fisch verteilen. Mit Paniermehl bestreuen und in 15–20 Minuten im vorgeheizten Backofen bei 220 °C backen.

Inzwischen die gewaschenen Kartoffeln kochen (ca. 20 Minuten), pellen und zum Schollenfilet servieren.

Eine Portion enthält:
396 Kilokalorien
33 g Eiweiß
4 g Fett
53 g Kohlenhydrate
12 g Ballaststoffe
~4,5 BE

Tipps & Hinweise

Seefisch enthält das lebensnotwendige Spurenelement Jod. Essen Sie mindestens zweimal wöchentlich Seefisch. Das Eiweiß aus Fisch ist für Diabetiker besonders hochwertig und belastet im Gegensatz zu Eiweiß aus Fleisch die Nieren weniger.

Die meisten Meeresfrüchte sind relativ fettarm. Das enthaltene Fett liefert zudem noch stoffwechselgesunde Omega-3-Fettsäure.

Diabetiker sollten zweimal wöchentlich Fisch essen.

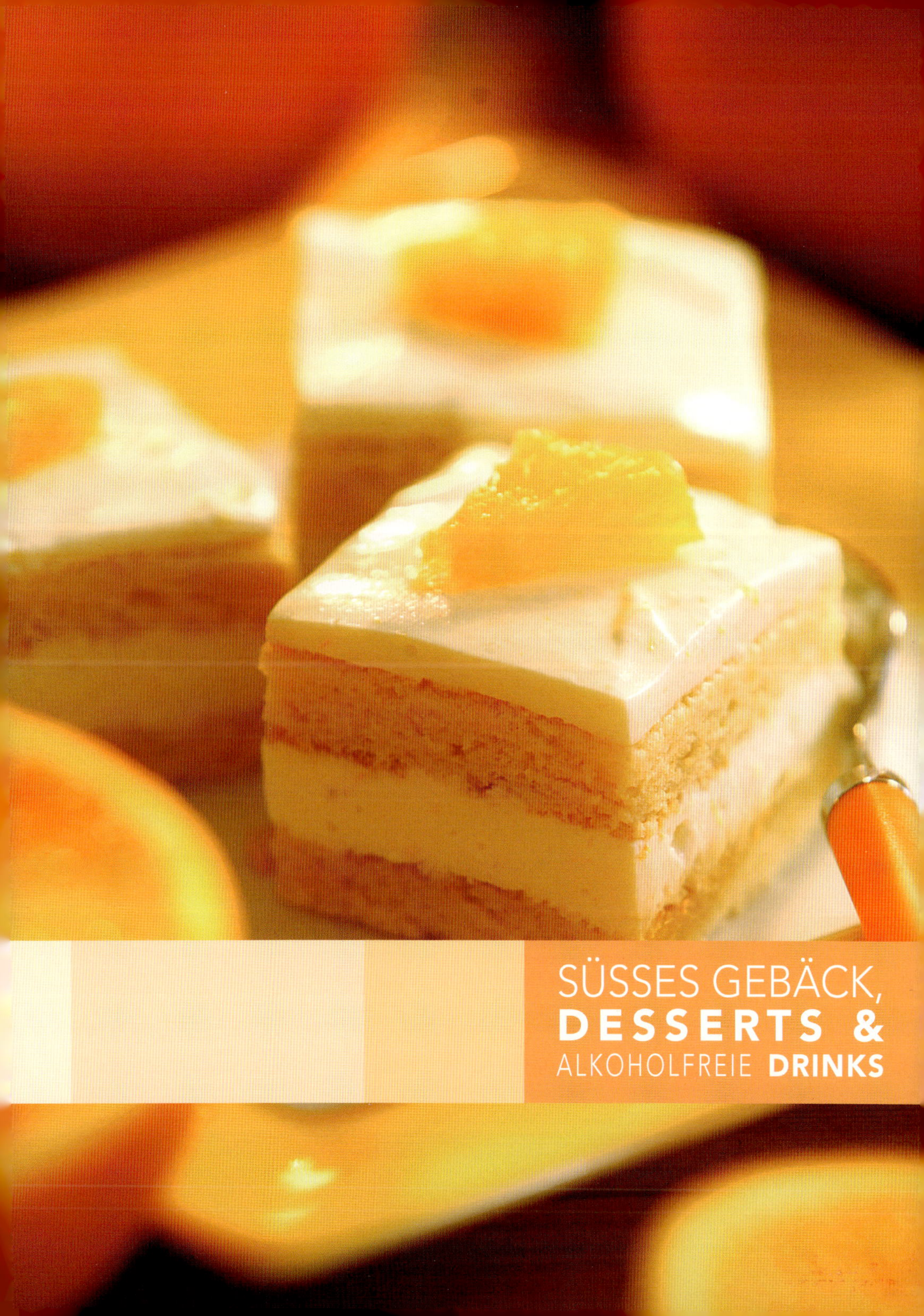

SÜSSES GEBÄCK, DESSERTS & ALKOHOLFREIE DRINKS

Das Zuckerverbot für Diabetiker ist schon lange überholt. Heute weiß man, dass sie sehr wohl auch Süßes essen dürfen, man muss nur einige Dinge beachten.

Da Diabetiker möglichst gar keinen Alkohol trinken sollten, sind unsere alkoholfreien Drinks und Shakes eine willkommene Abwechslung, die gleichzeitig Erfrischung bringt.

Genießen Sie die süßen Seiten dieser Rezepte – sie sind immer eine kleine Sünde wert.

Gedeckter Apfelkuchen nach Wiener Art

preisgünstig

Zutaten für 12 Stücke

Für den Teig:

- 250 g Weizenmehl, Typ 405
- 4 g Trockenhefe
- 1 Prise fluoridiertes Jodsalz mit Folsäure
- 125 ml Milch, 1,5 % Fett
- Süßstoff nach Belieben
- abgeriebene Schale einer ungespritzten Zitrone
- 75 g Diät-Backmargarine
- 1 EL Paniermehl

Für den Belag:

- 750 g saure Äpfel (z. B. Cox Orange, Braeburn oder Boskop)
- etwas Diätmargarine zum Ausfetten der Form
- Saft einer Zitrone
- Zimt
- Bittermandelöl
- 50 g gemahlene Mandeln
- 1 EL Milch, 1,5 % Fett

Zubereitungszeit: 40 Minuten
Gehzeit: 30 Minuten
Garzeit: ca. 1 Stunde

Zubereitung

Mehl, Salz, lauwarme Milch, Süßstoff nach Belieben, abgeriebene Zitronenschale, Trockenhefe und Diät-Backmargarine zu einem geschmeidigen Teig verarbeiten. Den Teig abgedeckt an einem warmen Ort 30 Minuten gehen lassen, bis sich das Volumen des Teiges verdoppelt.

Eine Springform mit Diätmargarine ausfetten. $^{2}/_{3}$ des Teiges in der Größe der Springform ausrollen, hineinlegen und einen 3 cm hohen Rand ziehen. Den restlichen Teig zu einem dünnen „Deckel" ausrollen. Den Boden mit Paniermehl bestreuen.

Äpfel waschen, schälen, halbieren, in dünne Spalten schneiden und mit Zitronensaft beträufeln. Zimt, Bittermandelöl, Süßstoff und gemahlene Mandeln dazugeben und mit den Apfelspalten gut vermengen. Die Apfelspalten gleichmäßig auf dem Teig verteilen, den Teigdeckel auflegen und mit der Milch bepinseln.

Den Kuchen ungefähr eine Stunde bei 180 °C backen und auskühlen lassen.

Ein Stück enthält:

196 Kilokalorien
4 g Eiweiß
9 g Fett
25 g Kohlenhydrate
3 g Ballaststoffe
2 BE

Tipps & Hinweise

Die Blutzuckersteigerung wird verlangsamt, wenn Sie eine Hälfte des Mehls in Form von Vollkornmehl verwenden. Zusätzlich benötigen Sie dann für den Teig 2 EL Wasser.

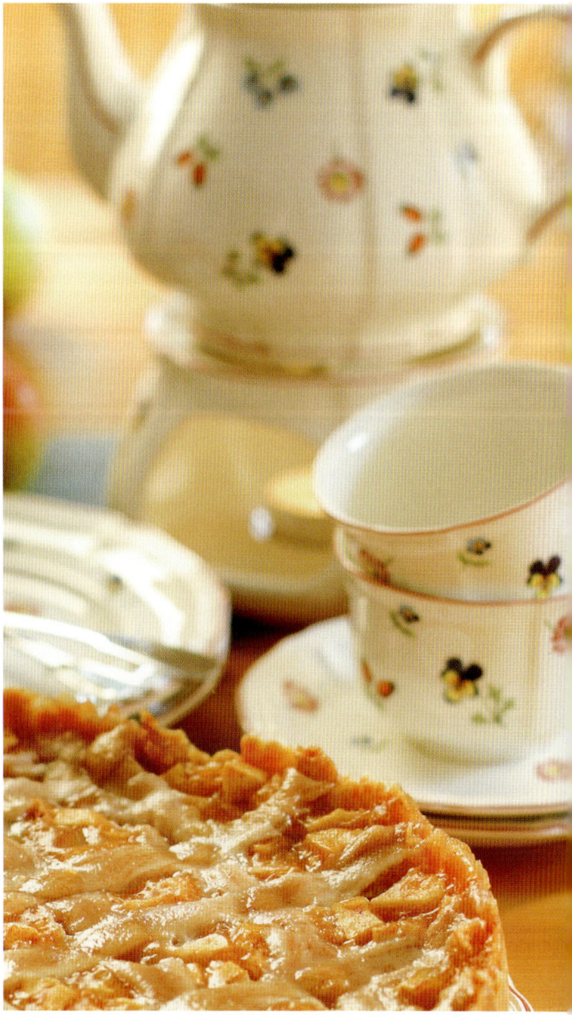

Nusskuchen

preisgünstig

Zutaten für 15 Stücke
140 g Diätmargarine
100 g Fruchtzucker
abgeriebene Schale einer ungespritzten Zitrone
Bittermandelöl
Zimt
3 Eier
300 g Weizenmehl, Typ 405
1 EL Backpulver
fluoridiertes Jodsalz mit Folsäure
20 g gemahlene Mandeln
20 g gemahlene Haselnüsse
125 ml Milch, 1,5 % Fett
etwas Diätmargarine zum Ausfetten der Form

Zubereitungszeit: 25 Minuten
Backzeit: 45 Minuten

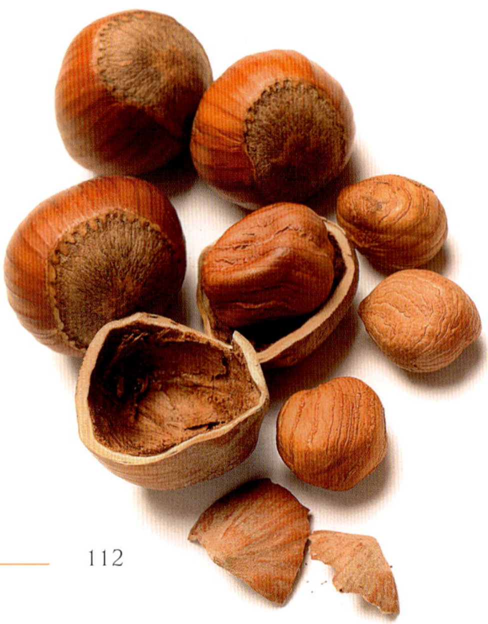

Zubereitung

Diätmargarine, Fruchtzucker, abgeriebene Zitronenschale, Bittermandelöl und Zimt schaumig rühren. Nach und nach die Eier zugeben und weiter schaumig rühren. Das Mehl mit dem Backpulver, Salz, den gemahlenen Mandeln und Haselnüssen mischen und mit der Milch unter die Eiermasse rühren.

Eine Kastenform (Länge 25 cm) dünn mit Diätmargarine ausfetten und den Teig einfüllen. Den Kuchen ungefähr 45 Minuten bei 180 °C backen, auskühlen lassen und in 15 Stücke portionieren.

Ein Stück enthält:

203 Kilokalorien
4 g Eiweiß
11 g Fett
22 g Kohlenhydrate,
davon 7 g Fruchtzucker
1 g Ballaststoffe
2 BE

Tipps & Hinweise

Der Blutzuckeranstieg wird verlangsamt, wenn Sie eine Hälfte des Mehls in Form von Vollkornmehl verwenden. Zusätzlich benötigen Sie dann für den Teig 2 EL Wasser.

Der Kohlenhydratanteil lässt sich vermindern, indem Sie statt 100 g Fruchtzucker nur 75 g Fruchtzucker verwenden und mit Süßstoff aufsüßen.

Käsekuchen mit Kirschschicht

braucht etwas mehr Zeit

Zutaten für 12 Stücke

Für den Teig:

200 g Weizenmehl, Typ 405
100 ml Milch, 1,5 % Fett
4 g Trockenhefe
Süßstoff nach Belieben
Zitronenschale
fluoridiertes Jodsalz mit Folsäure
2 geh. EL Diätbackmargarine (40 g)

Für die Kirschschicht:

250 g Sauerkirschen
150 ml Wasser
Süßstoff nach Belieben
Zitronenschale, Zimt
1 Prise Johannisbrotkernmehl

Für die Quarkmasse:

375 ml Milch, 1,5 % Fett
2 geh. EL Diätmargarine (40 g)
75 g Hartweizengrieß
Süßstoff nach Belieben
375 g Magerquark
Vanilleschote oder -aroma
Zitronenschale
Saft einer Zitrone
2 Eier
Diätmargarine
1 EL Paniermehl

Zubereitungszeit: 45 Minuten
Gehzeit: 30 Minuten
Backzeit: 70 Minuten

Zubereitung

Mehl, Milch, Trockenhefe und Süßstoff nach Belieben, abgeriebene Zitronenschale, Salz und Margarine zu einem geschmeidigen Teig verarbeiten. Abgedeckt an einem warmen Ort 30 Minuten gehen lassen und nochmals durchkneten.

Für die Kirschschicht die Sauerkirschen mit Wasser, Süßstoff, Zitronenschale und Zimt aufkochen. Die Masse mit Johannisbrotkernmehl abbinden und abkühlen lassen. Mit Süßstoff abschmecken.

Für die Quarkmasse Milch mit Margarine aufkochen, Grieß einstreuen, ausquellen und abkühlen lassen.

Magerquark, Vanille, die abgeriebene Zitronenschale und den -saft mit 2 Eigelb schaumig rühren und unter den Grießbrei heben. Das Eiweiß steif schlagen und ebenso unter die Masse heben und abschmecken.

Eine Springform (Durchmesser: 26 cm) mit geschmolzener Margarine ausfetten. Den ausgerollten Teig in die Springform legen und einen 3 cm hohen Rand ziehen. Den Teigboden mit Paniermehl bestreuen, die abgekühlte Kirschmasse draufgeben und obenauf die Quark-Grieß-Masse gleichmäßig verteilen. Den Kuchen ungefähr 70 Minuten bei 180 °C backen und auskühlen lassen.

Mandelschnecken

preisgünstig

Zutaten für ca. 25 Stück
Für den Teig:
250 g Weizenmehl, Typ 405 oder Weizenvollkornmehl
$^{1}/_{2}$ Würfel frische Hefe
$^{1}/_{8}$ l Milch, 1,5 % Fett
1 geh. EL Fruchtzucker (30 g)
1 gut geh. EL Diätmargarine (30 g)
1 Ei
1 Prise fluoridiertes Jodsalz mit Folsäure
Für die Füllung:
2 EL Sauerkirschkonfitüre für Diabetiker
Zum Bestreuen:
2 $^{1}/_{2}$ EL gehackte Mandeln

Zubereitungszeit: 30 Minuten
Gehzeit: 40 Minuten
Garzeit: 20 Minuten

Ein Stück enthält:

204 Kilokalorien
10 g Eiweiß
9 g Fett
23 g Kohlenhydrate
1 g Ballaststoffe
2 BE

Tipps & Hinweise

Der Blutzuckeranstieg wird verlangsamt, wenn Sie eine Hälfte des Mehls in Form von Vollkornmehl verwenden. Zusätzlich benötigen Sie dann für den Teig 2 EL Wasser.

Wussten Sie, dass das Aroma der Vanille den „Schokoladen-Appetit" wirksam hemmen kann?

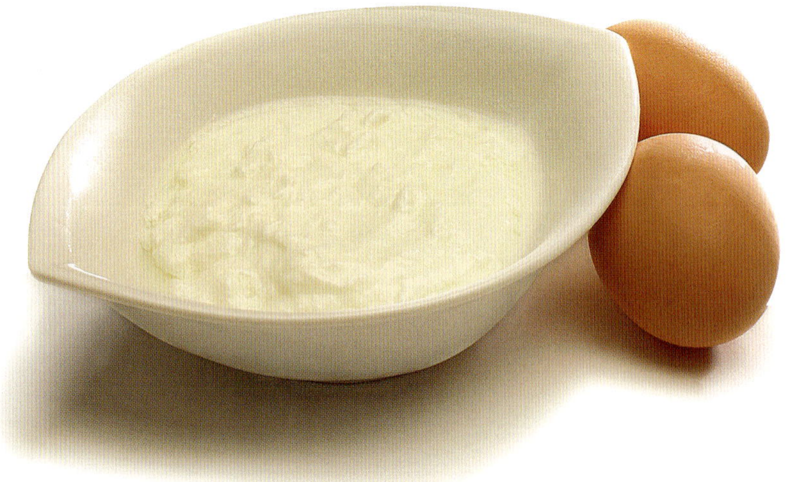

Zubereitung

Mehl in eine Schüssel sieben, in die Mitte eine Vertiefung drücken. Hefe hineinbröckeln, mit lauwarmer Milch und 1 TL Fruchtzucker verrühren. Den Vorteig abdecken und 20 Minuten gehen lassen. Das Volumen des Teiges sollte sich verdoppeln.

Alle restlichen Zutaten dazugeben und den Teig nochmals gut durcharbeiten. Anschließend den Teig nochmals ca. 20 Minuten gehen lassen.

Den Teig $^1/_2$ Zentimeter dick ausrollen. Mit der Konfitüre bestreichen und mit Mandeln bestreuen. Den Teig von der längeren Seite her aufrollen, ein Zentimeter dicke Scheiben abschneiden und auf ein gefettetes Backblech legen.

Die Mandelschnecken im vorgeheizten Backofen in 15–20 Minuten bei 200 °C backen.

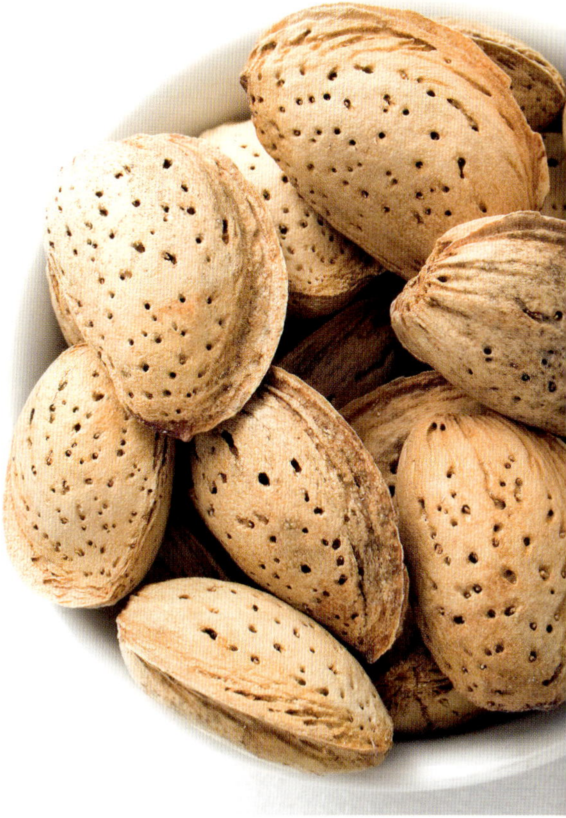

Ein Stück enthält:

60 Kilokalorien

2 g Eiweiß

2 g Fett

9 g Kohlenhydrate, davon Zuckeraustauschstoff Fruktose 1 g

1 BE

Tipps & Hinweise

Bei Verwendung von Vollkornmehl beachten Sie bitte, dass Vollkornmehl mehr Flüssigkeit bindet und Sie daher etwas mehr Milch verwenden müssen.

Zitronen-Biskuit-Rolle

preisgünstig

Zutaten für 12 Stücke
Für den Teig:
6 Eier
3 EL warmes Wasser
3 geh. EL Fruchtzucker (90 g)
1/2 Vanilleschote
150 g Mehl, Typ 405
fluoridiertes Jodsalz mit Folsäure
1 gut geh. EL Speisestärke (30 g)
1/2 TL Backpulver
Für die Füllung:
1 kleine Packung Magerquark (250 g)
1 Becher Naturjoghurt, 1,5 % Fett (150 g)
1 gut geh. EL Fruchtzucker (40 g)
1/8 l Zitronensaft
4 Blatt Gelatine

Zubereitungszeit: 30 Minuten
Kühlzeit: ca. 30 Minuten
Backzeit: 20 Minuten

Zubereitung

Die Eier mit Wasser, Fruchtzucker und Vanillemark circa 6 Minuten schaumig rühren. Mehl, Salz, Speisestärke und Backpulver miteinander vermischen und über die Eiermasse sieben. Vorsichtig unterheben.

Ein Backblech mit Backpapier auslegen, den Biskuitteig daraufgeben und glatt streichen. Bei 190 °C circa 20 Minuten backen.

Den Teig sofort nach dem Backen auf ein Küchentuch stürzen und das Backpapier vorsichtig abziehen. Biskuit aufrollen und abkühlen lassen.

Für die Zitronencreme Quark, Joghurt, Fruchtzucker und Zitronensaft verrühren. Gelatine einweichen, auflösen und unter die Creme ziehen, kühlstellen. Biskuit vorsichtig aufrollen, mit der Zitronencreme bestreichen und wieder zusammenrollen.

Die Biskuitrolle in 12 gleich große Scheiben schneiden.

Ein Stück enthält:

177 Kilokalorien
9 g Eiweiß
4 g Eiweiß
26 g Kohlenhydrate, davon 11 g Fruchtzucker
1 g Ballaststoffe
2 BE

Tipps & Hinweise

Der Blutzuckeranstieg wird verlangsamt, wenn Sie eine Hälfte des Mehls in Form von Vollkornmehl verwenden. Zusätzlich benötigen Sie dann für den Teig 2 EL Wasser.

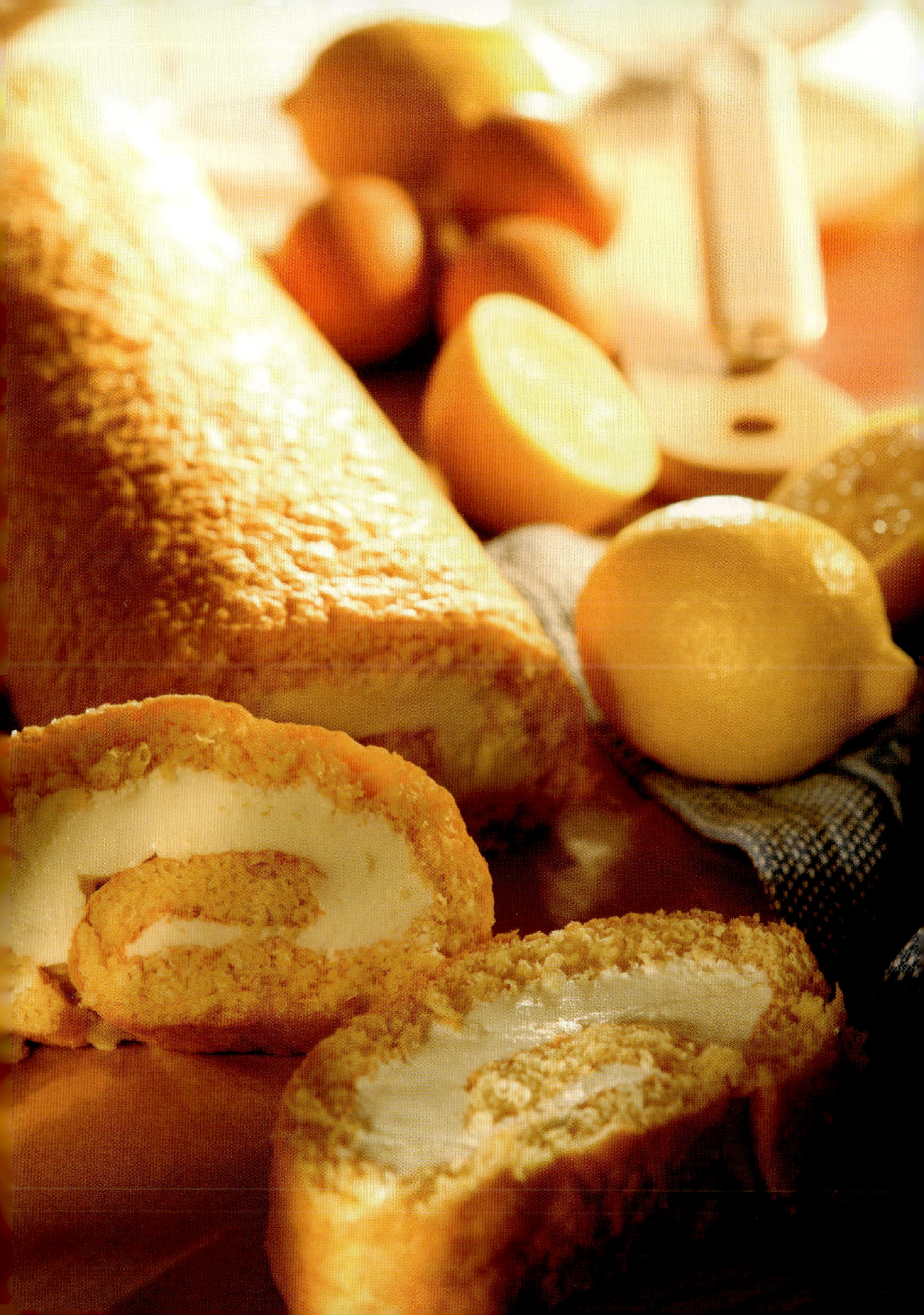

Mandarinen-Nusstorte

braucht etwas mehr Zeit

Zutaten für 12 Stücke

Für den Teig:

2 Eigelbe
2 EL Wasser
7 ml flüssiger Süßstoff
2 Eiweiß
1 geh. EL Mehl, Typ 405 (20 g)
fluoridiertes Jodsalz mit Folsäure
1 EL Speisestärke (20 g)
1/2 Backpulver
2 gut geh. EL gemahlene Haselnüsse (50 g)

Für die Füllung:

300 ml fettarme Milch, 1,5 % Fett
1 Pck. Vanillepuddingpulver
7 ml flüssiger Süßstoff
1 geh. EL steif geschlagene Schlagsahne (30 g)

Zum Bestreuen:

1 TL gemahlene Haselnüsse (10 g)

Für den Belag:

200 g abgetropfte Dunstmandarinen

Zubereitungszeit: 60 Minuten
Backzeit: 20 Minuten
Kühlzeit: 60 Minuten

Zubereitung

Für den Teig Eigelb, warmes Wasser und flüssigen Süßstoff mit dem elektrischen Handrührgerät schaumig rühren. Eiweiß steif schlagen, auf die Eigelbmasse geben. Mehl, Salz, Speisestärke und Backpulver mischen und darübersieben. Alles vorsichtig vermengen.

Gemahlene Haselnüsse in der Pfanne ohne Fett anrösten und locker unter den Teig heben. Den Teig in eine mit Backpapier ausgelegte Springform (Durchmesser: 22 cm) füllen und im vorgeheizten Backofen bei 200 °C in etwa 20 Minuten backen. Den Tortenboden auf ein Kuchengitter stürzen und erkalten lassen.

Für die Füllung von der Milch 6 EL abnehmen und damit das Puddingpulver anrühren. Mit dem Süßstoff süßen, und die übrige Milch zum Kochen bringen. Das angerührte Puddingpulver in die kochende Milch geben, unter ständigem Rühren kurz aufkochen lassen. Den Pudding im kalten Wasserbad unter Rühren abkühlen lassen. Die geschlagene Sahne unterheben.

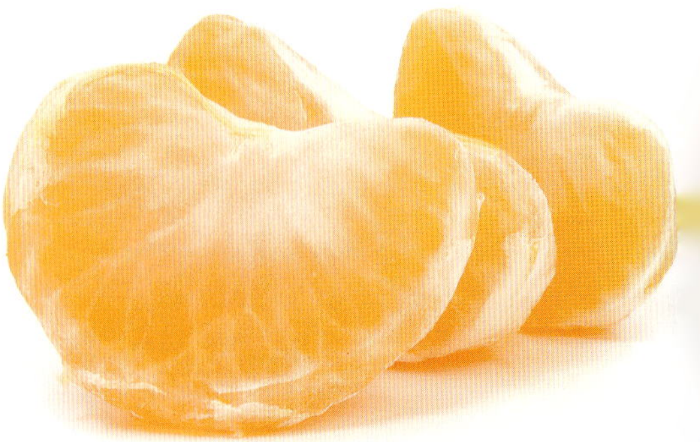

Den Tortenboden einmal waagerecht durchschneiden. $^2/_3$ der Masse auf den unteren Boden streichen, den oberen drauflegen, gut andrücken. Den Rand mit der restlichen Creme bestreichen und mit den gemahlenen, gerösteten Haselnüssen bestreuen. Die Tortenoberfläche mit den gut abgetropften Mandarinenfilets belegen. Den Kuchen in 12 gleichgroße Stücke teilen.

Die Torte im Kühlschrank circa 1 Stunde kühlstellen.

Ein Stück enthält:

100 Kilokalorien
3 g Eiweiß
5 g Fett
10 g Kohlenhydrate
1 g Ballaststoffe
1 BE

Tipps & Hinweise

Der Blutzuckeranstieg wird verlangsamt, wenn Sie eine Hälfte des Mehls in Form von Vollkornmehl verwenden. Zusätzlich benötigen Sie dann für den Teig 2 EL Wasser.

Die Deutsche Diabetes Gesellschaft spricht sich für den Einsatz von Süßstoffen bei Diabetikern aus. Süßstoff ist kalorien- und kohlenhydratfrei und hilft dadurch beim Abnehmen und lässt den Blutzuckerspiegel nicht ansteigen.

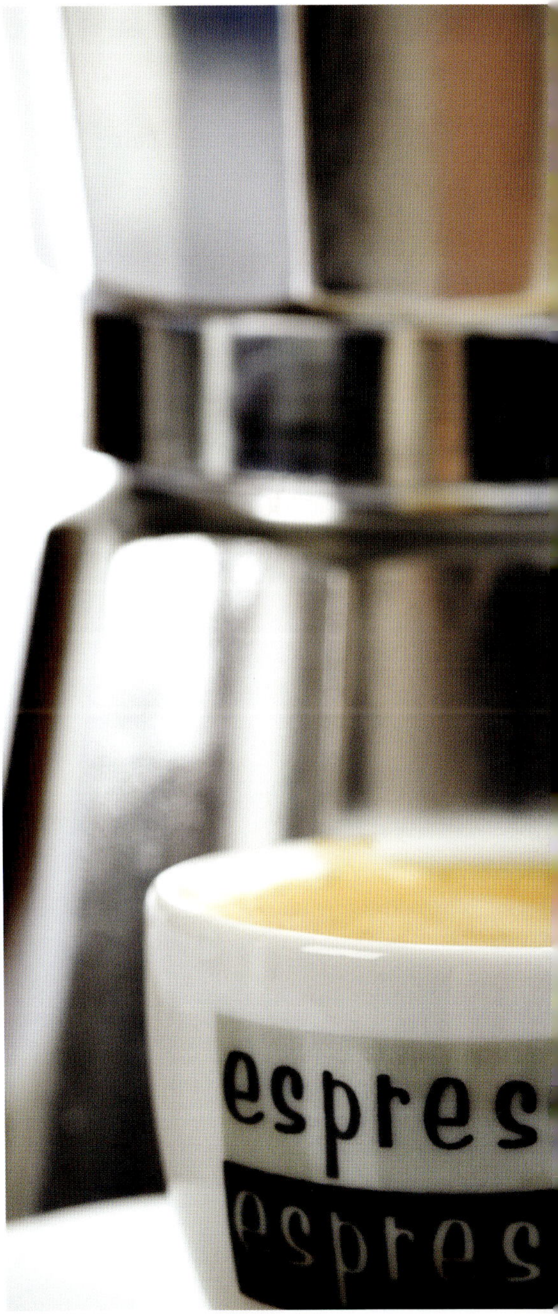

Mandeltorte mit Äpfeln

braucht etwas mehr Zeit

Zutaten für 12 Stücke
Für den Teig:
100 g Mehl, Typ 405
1 Msp. Backpulver
1 EL gemahlene Mandeln (25 g)
2 geh. EL Diätmargarine (50 g)
1 Eigelb
fluoridiertes Jodsalz mit Folsäure
1 EL Fruchtzucker (30 g)
Für den Belag:
375 g säuerliche Äpfel (z. B. Boskop)
Saft einer 1/2 Zitrone
100 g Stachelbeeren
1 Eigelb
1 EL heißes Wasser
1 EL Fruchtzucker (30 g)
2 Eiweiß
1 EL Weizenmehl, Typ 405 (10 g)
1 Msp. Backpulver
2 geh. EL gemahlene Mandeln (50 g)
Zum Bestreuen:
1 TL Mandelblättchen (10 g)

Zubereitungszeit: 45 Minuten
Ruhezeit: 30 Minuten
Backzeit: 40 Minuten

Zubereitung

Für den Teig das Mehl mit dem Backpulver in eine Schüssel sieben. Mandeln, Margarine, Eigelb, etwas Salz und Fruchtzucker dazugeben. Mit den Knethaken des elektrischen Handrührgerätes zu einem glatten Teig verkneten. Den Teig etwa 30 Minuten abgedeckt im Kühlschrank ruhen lassen.

In der Zwischenzeit die Äpfel waschen, schälen, vierteln, Kerngehäuse entfernen. Äpfel in dünne Spalten schneiden und mit Zitronensaft beträufeln.

Den Boden einer Springform (Durchmesser: 22 cm) einfetten und mit dem Teig auslegen, dabei einen 3 cm hohen Rand formen. Den Teigboden mehrmals mit einer Gabel einstechen und mit den vorbereiteten Äpfeln und Stachelbeeren belegen.

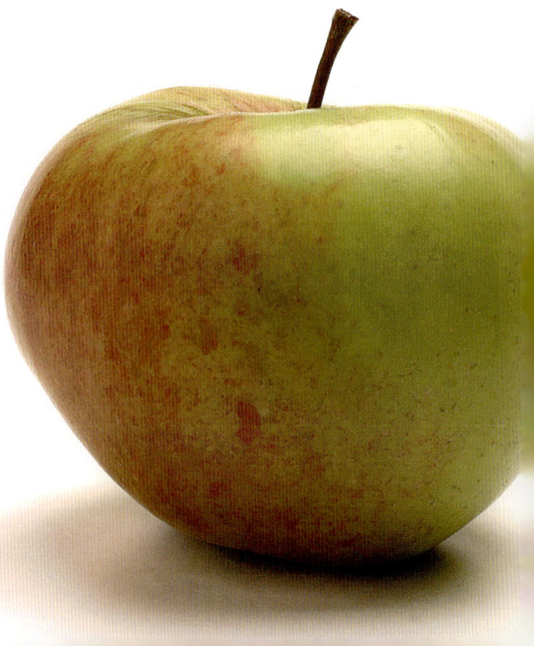

Eigelb mit Wasser und Fruchtzucker schaumig rühren. Eiweiß zu steifem Schnee schlagen und auf die Eigelbmasse geben. Mehl, Backpulver und gemahlene Mandeln dazugeben und alles vorsichtig vermengen. Die Masse über das Obst geben und verteilen.

Den Kuchen mit Mandelblättchen bestreuen und im vorgeheizten Backofen bei 175–200 °C circa 40 Minuten backen.

Ein Stück enthält:

157 Kilokalorien

3 g Eiweiß

8 g Fett

18 g Kohlenhydrate, davon 6 g Zuckeraustauschstoff Fruktose

2 g Ballaststoffe

1,5 BE

Tipps & Hinweise

Nüsse, Samen und Erdnüsse enthalten reichlich gesunde Fettsäuren. Studien zeigen, dass sich der regelmäßige Genuss von Nüssen, Samen oder Erdnüssen sehr positiv auf die gesamte Stoffwechselsituation von Diabetikern auswirkt.

Essen Sie also täglich eine Handvoll Nüsse – wenn Sie abnehmen möchten, die Hälfte.

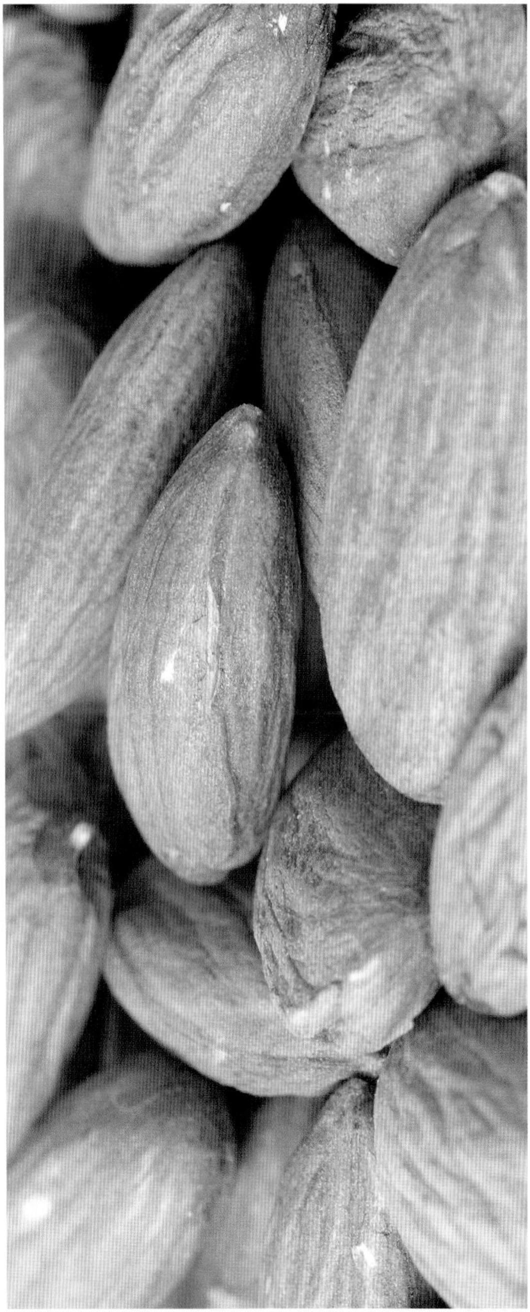

Frischkäsetorte

gut vorzubereiten

Zutaten für 16 Stücke

Für den Boden:

10 EL Cornflakes

5 EL Haferflakes

4,5 EL Halbfettmargarine

Für die Creme:

2 Pck. Götterspeise für Diabetiker

500 ml Wasser

1 Glas Preiselbeeren für Diabetiker (370 g)

200 g Frischkäse, fettreduziert

250 g Magerquark

1 EL Zitronensaft

1 TL flüssiger Süßstoff

300 ml Schlagsahne

6 EL Cornflakes zum Verzieren

Zubereitungszeit: 30 Minuten
Kühlzeit: 1 Stunde

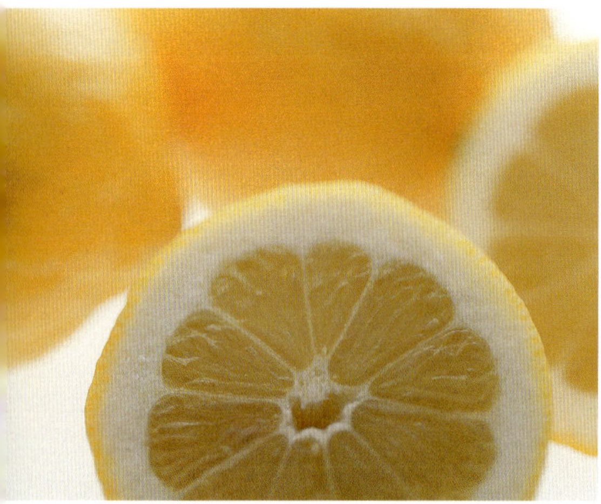

Zubereitung

Die Cornflakes und Haferflakes zerkleinern und mit der leicht angewärmten Halbfettmargarine verkneten. Die Masse in eine Springform geben und gut andrücken.

Die Götterspeise mit heißem Wasser verrühren, quellen lassen und dann die Preiselbeeren einrühren.

Den Frischkäse mit dem Magerquark, dem Zitronensaft und dem Süßstoff verrühren und löffelweise unter die lauwarme Götterspeise ziehen. Anschließend die Schlagsahne steif schlagen und unterheben. Die Masse auf den Boden streichen und circa 1 Stunde kaltstellen.

Kurz vor dem Servieren Cornflakes auf die Torte streuen.

Ein Stück enthält:

227 Kilokalorien

6 g Eiweiß

11 g Fett

30 g Kohlenhydrate

1 g Ballaststoffe

1 BE

Tipps & Hinweise

Anstatt Preiselbeeren eignet sich auch Himbeer-, Sauerkirsch- oder Heidelbeerkonfitüre.

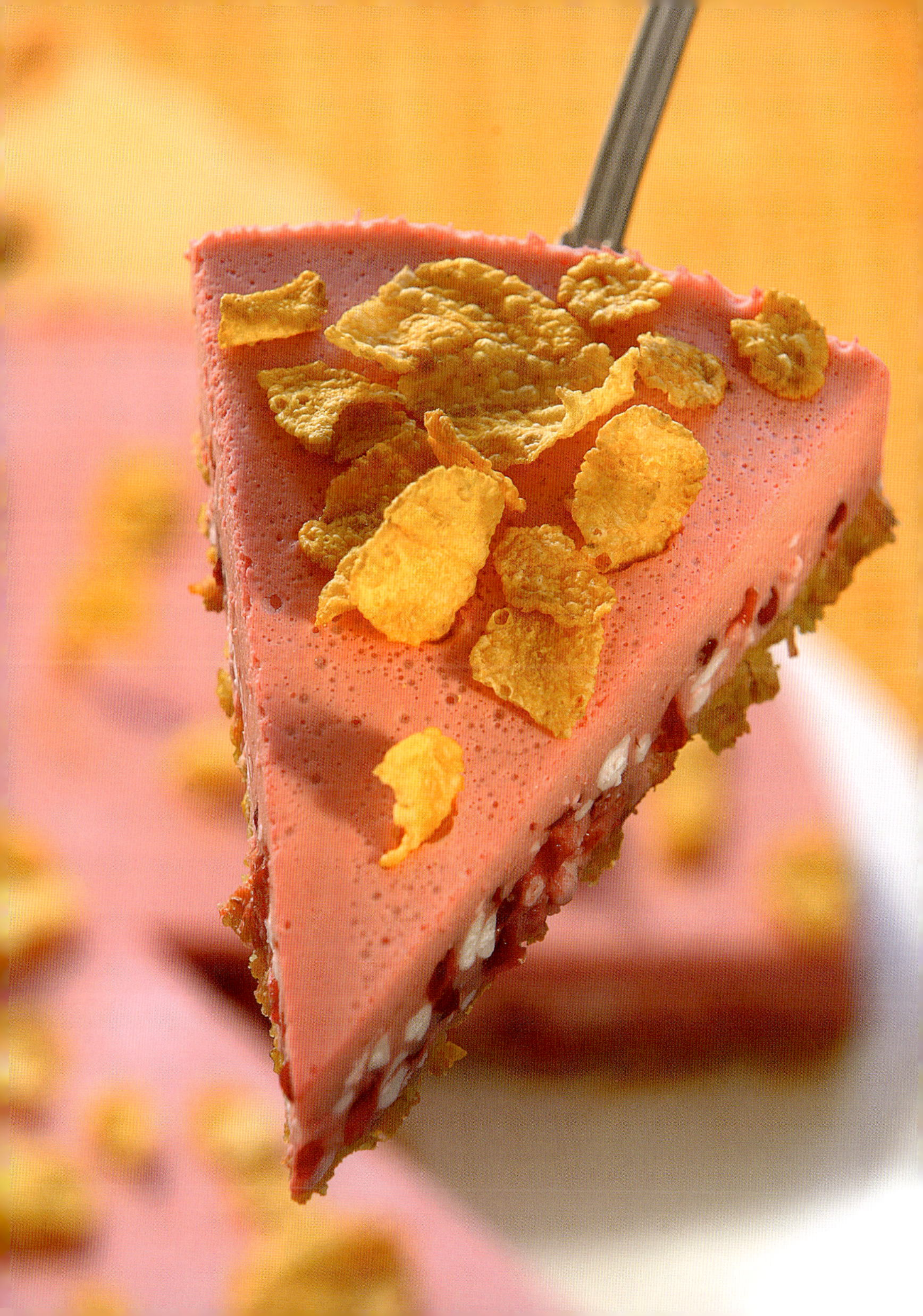

Schokotörtchen

geht schnell

Zutaten für 10 Törtchen

- 100 g Diätmargarine
- 3 EL Fruchtzucker (50 g)
- 2 Eier
- 3 Tropfen Rum-Aroma
- fluoridiertes Jodsalz mit Folsäure
- 125 g Weizenmehl, Typ 405
- 1/2 getr. TL Backpulver
- 2 EL Zartbitter-Schokolade für Diabetiker (30 g)
- 10 Papierbackförmchen (Höhe: 25 mm, Boden: 50 mm)

Zubereitungszeit: 20 Minuten
Backzeit: ca. 30 Minuten

Zubereitung

Margarine und Fruchtzucker schaumig rühren. Nach und nach Eier, Rum-Aroma, etwas Salz und das mit Backpulver gemischte und gesiebte Mehl unterrühren.

Den Backofen auf 175 °C vorheizen.

Die Schokolade grob hacken und unter die Masse rühren. Papierbackförmchen zu 3/4 damit füllen. Die Törtchen bei 175 °C im vorgeheizten Backofen circa 25–30 Minuten backen.

Ein Törtchen enthält:

- 167 Kilokalorien
- 3 g Eiweiß
- 10 g Fett
- 16 g Kohlenhydrate, davon Zuckeraustauschstoff Fruktose 7 g
- 1 g Ballaststoffe
- 1 BE

Tipps & Hinweise

Der Blutzuckeranstieg wird verlangsamt, wenn Sie eine Hälfte des Mehls in Form von Vollkornmehl verwenden. Zusätzlich benötigen Sie dann für den Teig 2 EL Wasser.

Bevorzugen Sie Diätmargarine zum Backen, denn sie enthält im Vergleich zu Butter kein Cholesterin und kaum gesättigte Fettsäuren. Das ist gut für Ihre Blutfette und beugt sogar der Insulinresistenz vor.

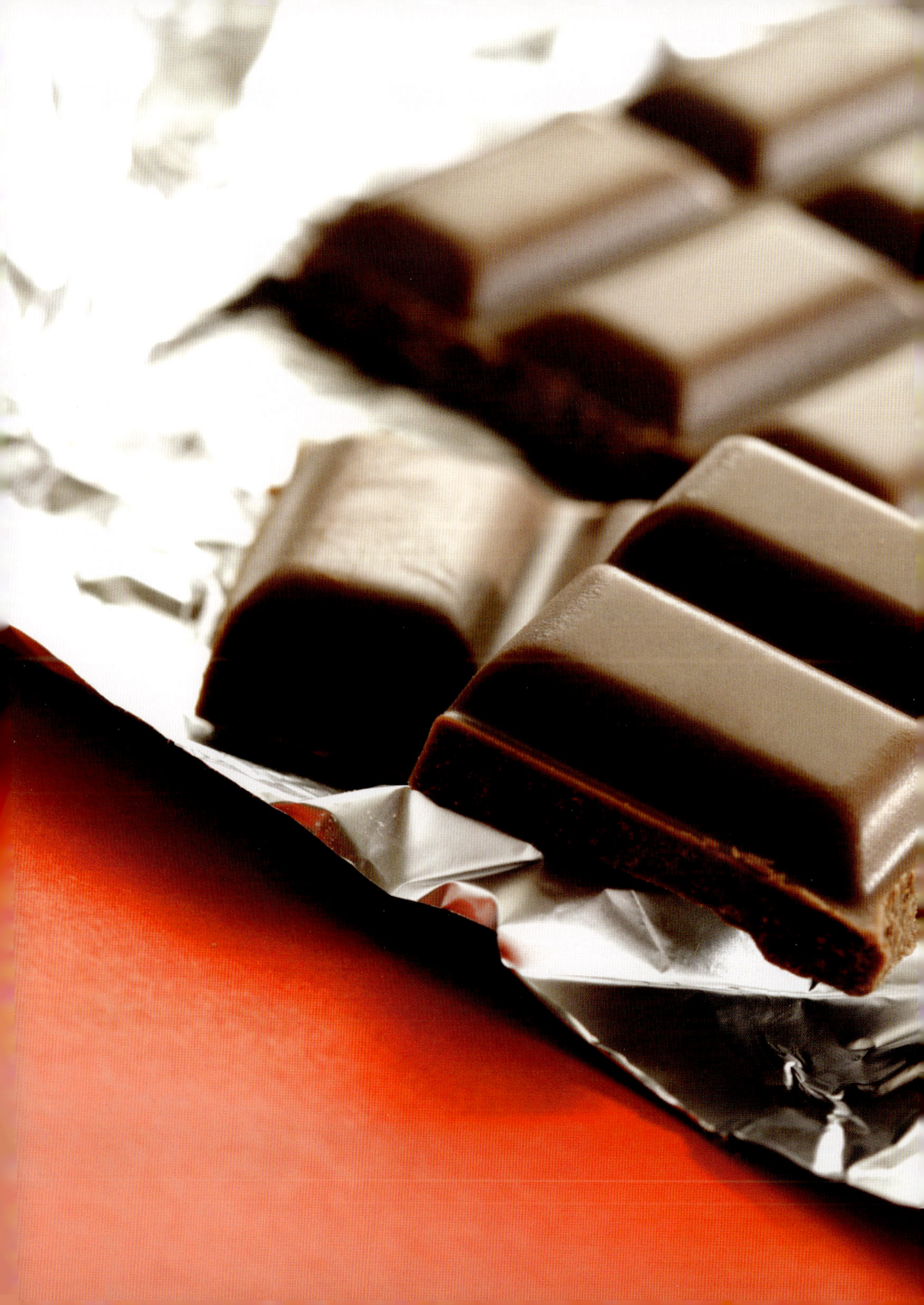

Gefüllter Bratapfel

gelingt leicht

Zutaten für 2 Portionen
2 säuerliche Äpfel (300 g)
1 Zitrone
Für die Füllung:
1 EL Butterschmalz (15 g)
1/2 TL Zimt
1/2 TL Lebkuchengewürz
2 gut geh. EL Rosinen (50 g)
1 EL Mandelblätter (20 g)
Für die Vanillesoße:
200 ml Milch, 1,5 % Fett
1/2 Vanillestange
1 TL Speisestärke (10 g)
flüssiger Süßstoff
Zubereitungszeit: 30 Minuten
Backzeit: 20 Minuten

Zubereitung

Äpfel waschen, halbieren, entkernen und mit Zitronensaft beträufeln.

Butterschmalz schmelzen, die Mandelblättchen darin anbraten, Zimt, Lebkuchengewürz und Rosinen hinzufügen. Die Masse auf die Apfelhälften verteilen, in eine feuerfeste Auflaufform geben und bei 220 °C circa 20 Minuten backen.

Für die Vanillesoße Milch mit dem Vanillemark und der ausgekratzten Vanilleschote aufkochen. Die Speisestärke mit etwas kaltem Wasser und flüssigem Süßstoff anrühren und in die kochende Milch geben. Die Soße kurz aufkochen und abkühlen lassen.

Die Bratäpfel mit der Vanillesoße begießen und servieren.

Eine Portion enthält:
413 Kilokalorien
7 g Eiweiß
23 g Fett
44 g Kohlenhydrate
6 Ballaststoffe
~4 BE

Tipps & Hinweise

Diabetiker dürfen alle Obstsorten essen. Es stimmt nicht, dass Diabetiker keine süßen Äpfel, Weintrauben oder Bananen essen dürfen. Für Typ-2-Diabetiker ist Obst ideal, weil es wenig Kalorien und praktisch kein Fett liefert und dadurch beim Abnehmen hilft. Typ-1-Diabetiker müssen nur die BE berechnen.
Also: Lassen Sie sich Ihr Lieblingsobst gut schmecken!

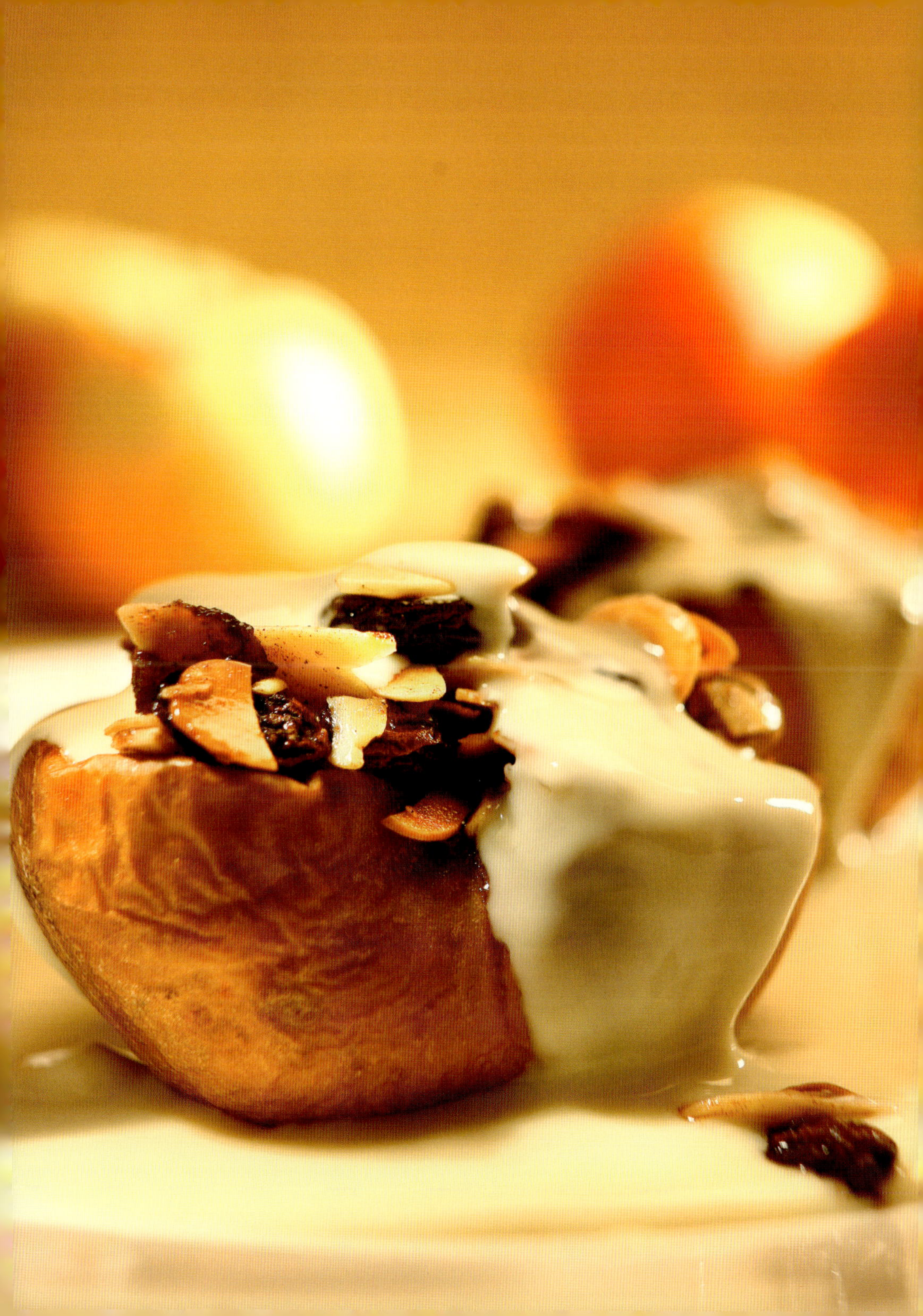

Vollkornbaguette

braucht etwas mehr Zeit

Zutaten für 4 Stück
400 g feines Weizenvollkornmehl
1/2 Würfel frische Hefe (20 g)
200 ml Wasser
1 TL fluoridiertes Jodsalz mit Folsäure
2 TL Diätmargarine

Zubereitungszeit: 35 Minuten
Gehzeit: 60 Minuten
Backzeit: 30 Minuten

Zubereitung

Das Vollkornmehl in eine Schüssel sieben, in die Mitte eine Mulde drücken. Die frische Hefe hineinbröckeln und mit lauwarmem Wasser übergießen. Den Hefeansatz mit etwas Mehl vom Muldenrand bestreuen. Die Schüssel mit dem Vorteig mit einem Küchentuch abdecken, und den Vorteig an einem warmen Ort etwa 30 Minuten gehen lassen. Danach das Mehl und 1 Prise Salz unter den Teigansatz arbeiten, etwa 5 Minuten kneten. Zum Schluss die geschmolzene Margarine unterrühren.

Aus dem Hefeteig vier gleich große Baguettes formen. Die Baguettes auf ein mit Backpapier ausgelegtes Backblech setzen, abdecken und an einem warmen Ort noch einmal ca. 30 Minuten bis zur doppelten Größe aufgehen lassen. Die Baguettes nicht zu dicht nebeneinander setzen, damit sie beim Backen nicht zusammenkleben.

Den Backofen auf 220 °C vorheizen. Die Oberfläche der Baguettes einige Male mit einem scharfen Messer schräg einritzen und auf der mittleren Schiene des Backofens etwa 30 Minuten backen.

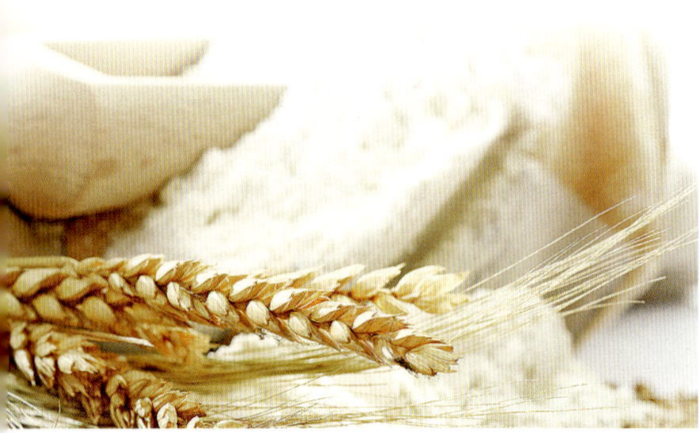

1 Baguette enthält:
324 Kilokalorien
13 g Eiweiß
4 g Fett
61 g Kohlenhydrate
26 g Ballaststoffe
5 BE

Tipps & Hinweise

Sie können in den Teig Haferkleie geben und so den Ballaststoffanteil erhöhen. Außerdem können Sie gesundheitsförderliche Inhaltsstoffe hinzufügen, indem Sie die Baguettes vor dem Backen in Leinsamen, Sesam, Sonnenblumen- oder Kürbiskernen wälzen.

Stachelbeergrütze

preisgünstig

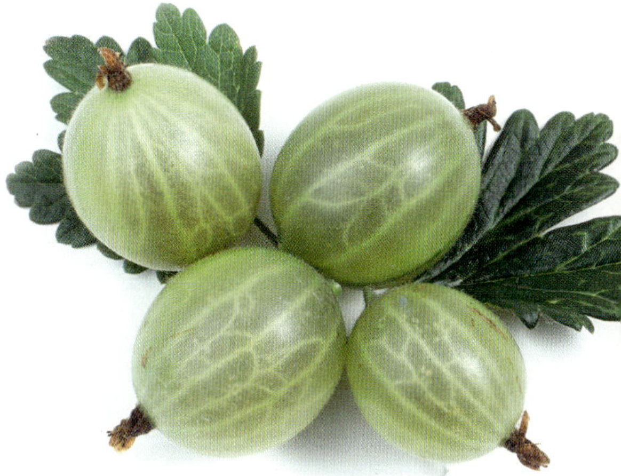

Zutaten für 4 Portionen

2 Äpfel

1/8 l trockener Weißwein

1/2 Zimtstange

Saft und Schale einer ungespritzten Zitrone

flüssiger Süßstoff

1 Glas Stachelbeeren aus der Dose, ungezuckert (340 g)

2 EL Weizenstärke (40 g)

Zubereitungszeit: 20 Minuten
Kühlzeit: 30 Minuten

Zubereitung

Die Äpfel waschen, halbieren, Kerngehäuse entfernen und Äpfel in dünne Scheiben schneiden.

Die Apfelscheiben in Weißwein mit der Zimtstange, dem Zitronensaft und der -schale weich dünsten. Mit flüssigem Süßstoff süßen. Zimtstange und Zitronenschale entfernen.

Die Stachelbeeren mit Saft hinzufügen, erhitzen, und alles mit der angerührten Speisestärke binden.

Die Grütze in vier kleine Glasschälchen füllen und im Kühlschrank erkalten lassen.

Eine Portion enthält:

141 Kilokalorien

1 g Eiweiß

1 g Fett

28 g Kohlenhydrate

4 g Ballaststoffe

2 BE

Tipps & Hinweise

Zu der Stachelbeergrütze passt Vanillemilch oder Vanillesoße. Wenn Sie die Grütze mit Johannisbrotkernmehl oder Guar (im Reformhaus oder Bioladen erhältlich) anstatt Stärke andicken, sparen Sie Kalorien und blutzuckererhöhende Kohlenhydrate ein.

Milch-Gletscher

gelingt leicht

Zutaten für 2 Portionen
1 mittelgroße Banane (120 g)
1 EL Zitronensaft
1 kleines Glas Orangensaft, frisch gepresst (150 ml)
1/4 l Milch, 1,5 % Fett
Zimt
Eiswürfel
Zubereitungszeit: 5 Minuten

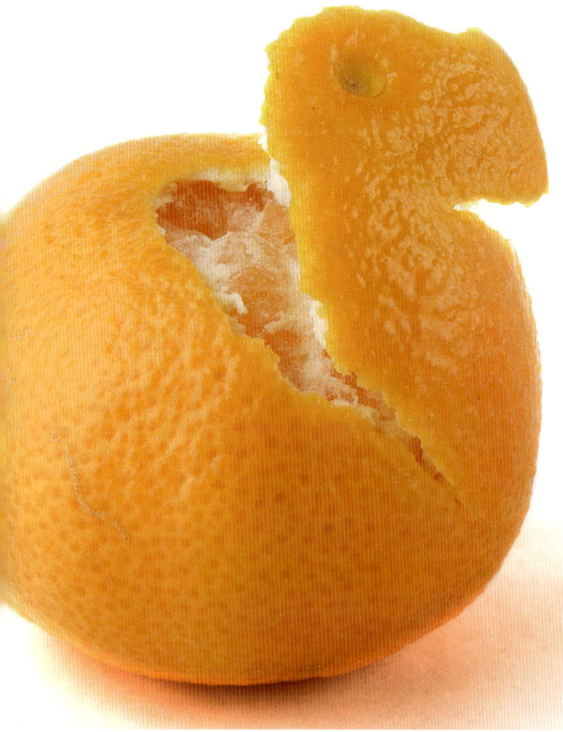

Zubereitung

Die Banane schälen und zusammen mit Zitronensaft und Orangensaft pürieren.

Die Milch langsam dazugeben und nochmals kräftig durchmixen.

Den Milch-Gletscher mit Zimt abschmecken und in Gläser mit Eiswürfel füllen.

Eine Portion enthält:
147 Kilokalorien
6 g Eiweiß
2 g Fett
25 g Kohlenhydrate
4 g Ballaststoffe
2 BE

Tipps & Hinweise

Falls Sie keine frischen Orangen bekommen, verwenden Sie einen Orangensaft ohne Zuckerzusatz aus Konzentrat.

Kleine Mengen alkoholischer Getränke sollten Diabetiker nur nach Befragen des Arztes trinken. Eine Alternative sind unsere alkoholfreien Drinks und Shakes, die gleichzeitig Power, Vitamine und Mineralstoffe liefern.

Beachten Sie die Blutzuckersteigerung, indem Sie vor und nach dem Genuss von süßen Getränken Ihren Blutzucker kontrollieren.

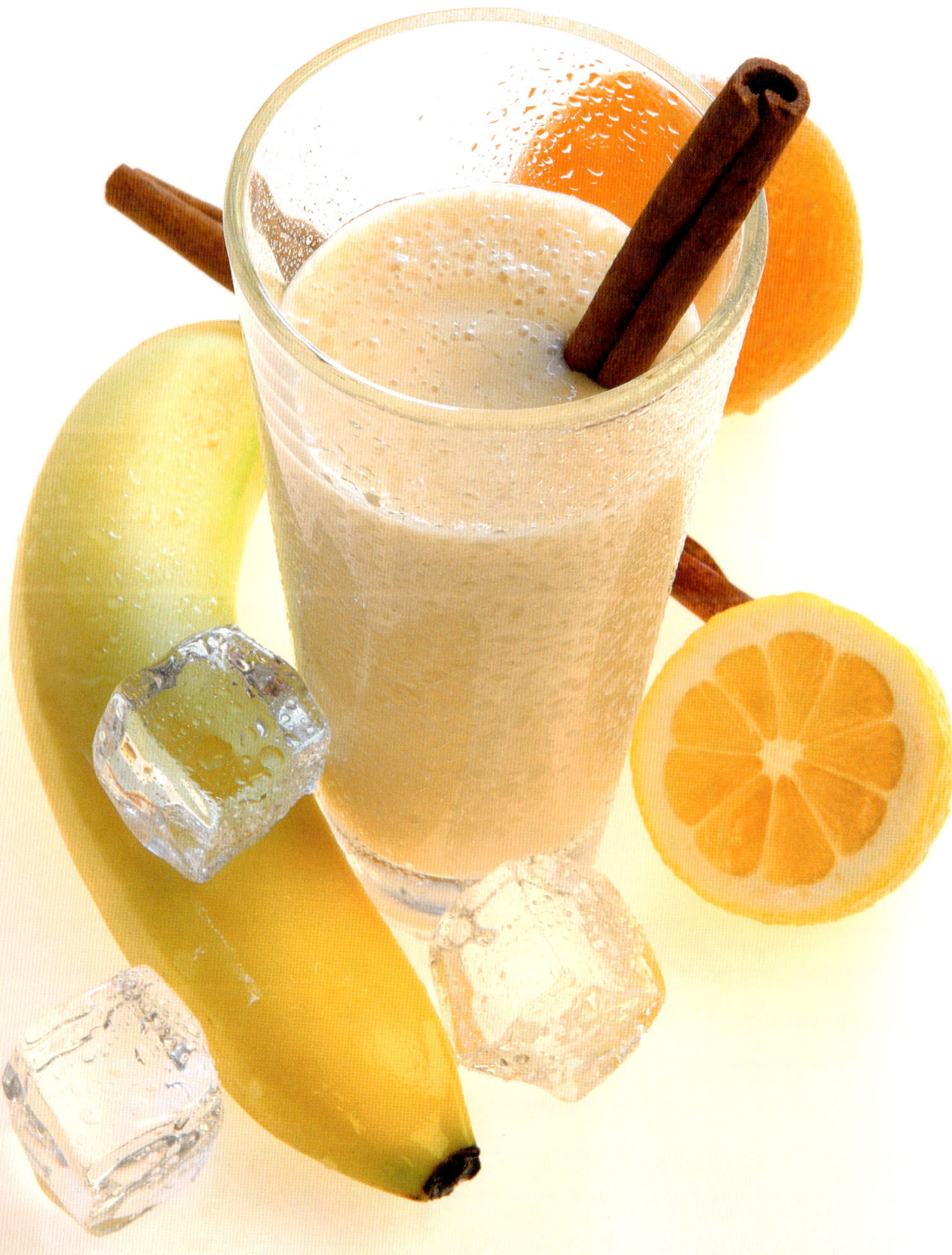

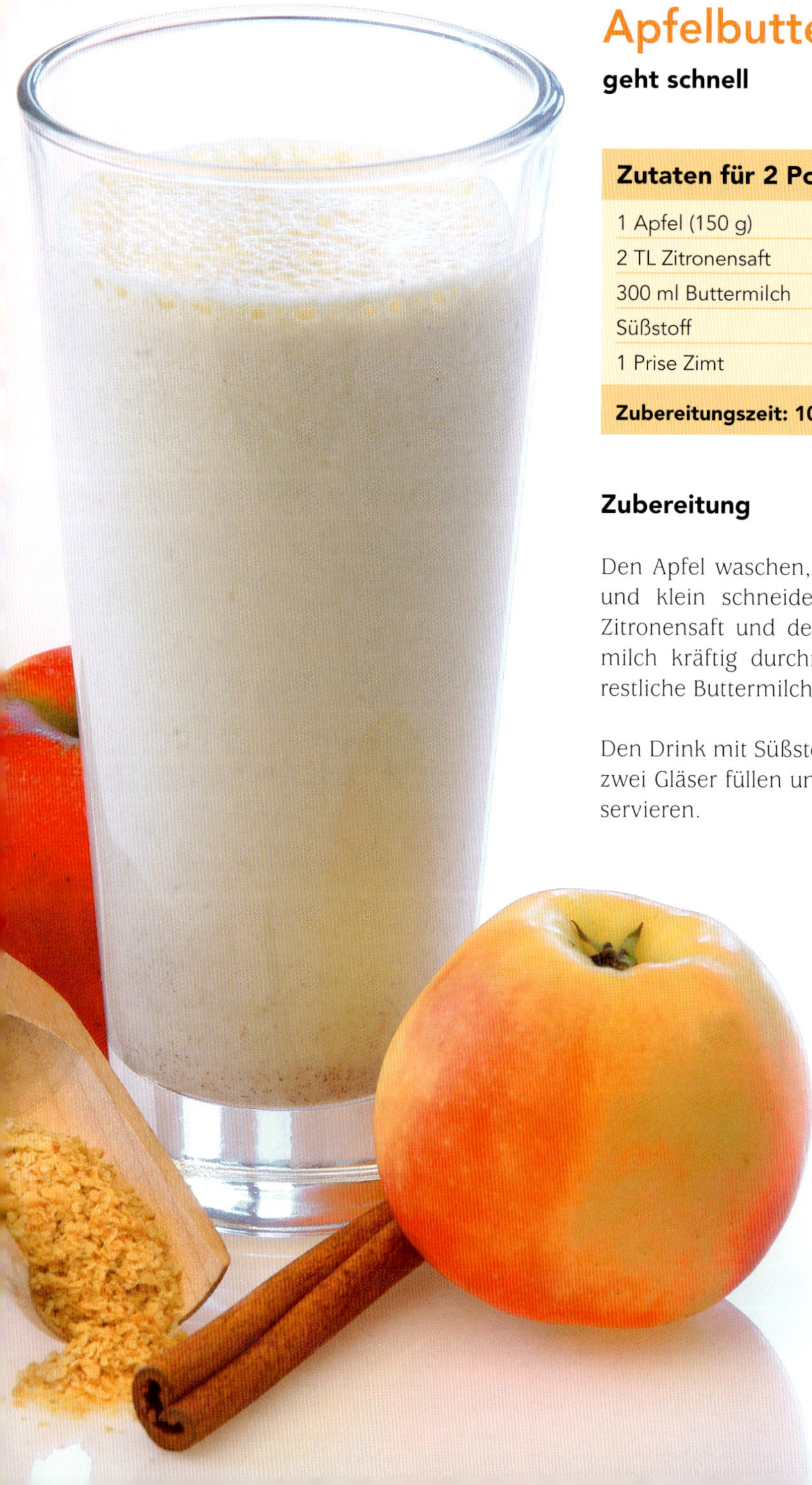

Apfelbuttermilch

geht schnell

Zutaten für 2 Portionen

1 Apfel (150 g)
2 TL Zitronensaft
300 ml Buttermilch
Süßstoff
1 Prise Zimt

Zubereitungszeit: 10 Minuten

Zubereitung

Den Apfel waschen, schälen, entkernen und klein schneiden. Apfelstücke mit Zitronensaft und der Hälfte der Buttermilch kräftig durchmixen. Danach die restliche Buttermilch untermixen.

Den Drink mit Süßstoff abschmecken, in zwei Gläser füllen und mit Zimt bestreut servieren.

Eine Portion enthält:

90 Kilokalorien
6 g Eiweiß
1 g Fett
14 g Kohlenhydrate
2 g Ballaststoffe
1 BE

Tipps & Hinweise

Beachten Sie die Blutzuckersteigerung, indem Sie vor und nachdem Genuss von süßen Getränken Ihren Blutzucker kontrollieren.

Johannisbeer-Shake

geht schnell

Zutaten für 2 Portionen
100 g Johannisbeeren (frisch oder tiefgefroren)
2 EL Zitronensaft
300 g Kefir, 1,5 % Fett
Süßstoff
Zubereitungszeit: 10 Minuten

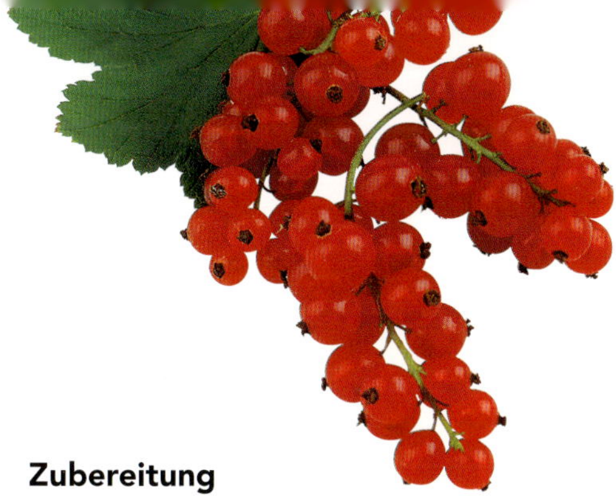

Zubereitung

Die frischen Johannisbeeren von den Stielen entfernen und waschen, gefrorene Johannisbeeren auftauen lassen. Die Beeren zusammen mit dem Zitronensaft und einem Schuss Kefir kräftig durchmixen.

Den restlichen Kefir unterpürieren, und den Drink mit dem Süßstoff abschmecken.

Den Johannisbeer-Shake in zwei Gläser füllen und servieren, eventuell mit einem kleinen Zweig Johannisbeeren garnieren.

Eine Portion enthält:

104 Kilokalorien
6 g Eiweiß
3 g Fett
14 g Kohlenhydrate
5 g Ballaststoffe
1 BE

Tipps & Hinweise

Beachten Sie die Blutzuckersteigerung, indem Sie vor und nach dem Genuss von süßen Getränken Ihren Blutzucker kontrollieren.

Heidelbeermilch

geht schnell

Zutaten für 2 Portionen
75 g Heidelbeeren
150 ml Milch, 1,5 % Fett
Süßstoff
Vanillearoma
Zitronensaft
Zubereitungszeit: 10 Minuten

Eine Portion enthält:

136 Kilokalorien
6 g Eiweiß
3 g Fett
13 g Kohlenhydrate
4 g Ballaststoffe
1 BE

Zubereitung

Die Heidelbeeren putzen und waschen, mit gekühlter Milch, dem Süßstoff, Vanillearoma und dem Zitronensaft im Mixer gut verquirlen.

Die Heidelbeermilch gut gekühlt in Kelchgläsern servieren.

Tipps & Hinweise

Beachten Sie die Blutzuckersteigerung, indem Sie vor und nach dem Genuss von süßen Getränken Ihren Blutzucker kontrollieren.

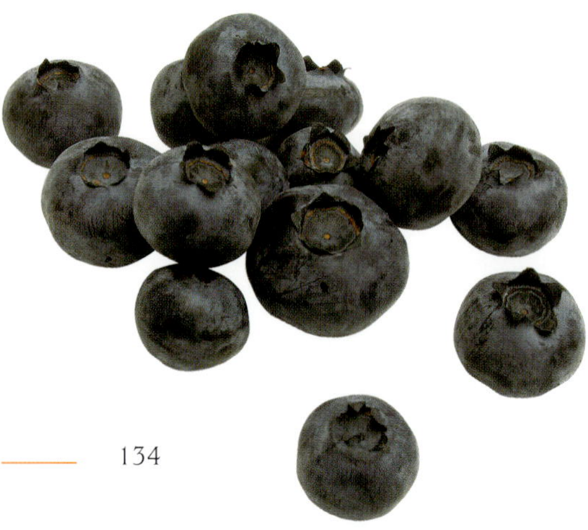

Rat und Tat

Wichtige Adressen

Deutscher Diabetiker Bund e. V.

Goethestraße 27
34119 Kassel
Tel. (05 61) 7 03 47 70
Fax (05 61) 7 03 47 71

Bund diabetischer Kinder und Jugendlicher e. V.

Hahnbrunner Straße 46
67659 Kaiserslautern
Tel. (06 31) 7 64 88
Fax (06 31) 9 72 22

Deutsche Gesellschaft für Ernährung (DGE) e. V.

Godesberger Allee 18
53175 Bonn
Tel. (02 28) 3 77 66 00
Fax (02 28) 3 77 68 00

Ernährungsinformationen im Internet

www.diabetikerbund.de

Größte deutsche Patientenorganisation für Diabetes

www.bund-diabetischer-kinder.de

Setzt sich für optimale Betreuung und Integration ein

www.zuckerberatung.de

Gesundheitsportal für Diabetiker

www.gesundheitsberatung.de

Bietet kostenlose ärztliche Gesundheitsberatung

www.medizin.de

Bietet Medizininformationen

www.qualimedic.de

Bietet kostenlose ärztliche Beratung

www.svendavidmueller.de

Diät- und Ernährungsberatung

Buchtipps

Sven-David Müller-Nothmann, Christiane Weißenberger: Ernährungsratgeber Backen bei Diabetes, Schlütersche Verlagsgesellschaft mbH & Co. KG

Sven-David Müller-Nothmann, Christiane Weißenberger: Ernährungsratgeber Gicht, Schlütersche Verlagsgesellschaft mbH & Co. KG

Sven-David Müller-Nothmann, Christiane Weißenberger: Ernährungsratgeber Rheuma, Schlütersche Verlagsgesellschaft mbH & Co. KG

Petra Theisen, Sven-David Müller: Clevere Desserts – entschärfte Kalorienbomben, Schlütersche Verlagsgesellschaft mbH & Co. KG

Sven-David Müller, Katrin Raschke: Das Kalorien-Nährwert-Lexikon, 2., überarbeitete Auflage, Schlütersche Verlagsgesellschaft mbH & Co. KG

Michael Vogt, Sven-David Müller, Doreen Nothmann: Moderne Ernährungsmärchen, Schlütersche Verlagsgesellschaft mbH & Co. KG

Sven-David Müller-Nothmann, Claudia Reimers: Zimt gegen Zucker, Droemer Knaur

Sven-David Müller: Diabetes-Ampel, Droemer Knaur

Sven-David Müller-Nothmann: GLYX-Ampel. Die wichtigsten Kohlenhydrate auf einen Blick, Droemer Knaur

Autoreninfo

Sven-David Müller-Nothmann absolvierte die Ausbildung zum Diätassistenten an der Diätlehranstalt des Kreiskrankenhauses Bad Hersfeld (Akademisches Lehrkrankenhaus des Universitätsklinikums Gießen). Später wechselte er an das Universitätsklinikum der RWTH Aachen, wo er von 1990 bis 1996 in der Diät- und Diabetesberatung tätig war. Daneben war er an Vorlesungen beteiligt und publizierte zahlreiche Artikel in Fachzeitschriften. 1995 absolvierte er eine Fortbildung zum Diabetesberater der Deutschen Diabetes Gesellschaft (DDG).

Nach einem Volontariat wechselte Sven-David Müller-Nothmann zur Deutschen Gesellschaft für gesundes Leben und arbeitete anschließend als Redakteur und Assistent der Geschäftsleitung in der PMI Verlagsgruppe in Frankfurt am Main. In den Jahren 1998 und 1999 baute er die Presse- und Informationsstelle des Universitätsklinikums der RWTH Aachen auf und leitete diese. In der Diät- und Ernährungsberatung ist er immer wieder mit dem Problem des Übergewichts und scheiternder Diäten konfrontiert worden.

Als Autor hat Sven-David Müller-Nothmann 45 Bücher herausgegeben, die eine Gesamtauflage von 600 000 Exemplaren erreichen und in neun Sprachen erscheinen sind. Regelmäßig ist er Gast in TV-Sendungen und moderiert das Fernsehmagazin „Gesund-Zeit" in Leipzig.

Hauptberuflich ist er beim ärztlichen Beratungsportal www.qualimedic.de beschäftigt.

Im Februar 1976 erkrankte er an Diabetes mellitus Typ 1. Diese Erkrankung prägte seinen Berufswunsch und seine spätere Berufstätigkeit.

Für seinen Einsatz um die Ernährungsaufklärung und die Diabetikerschulung erhielt er 2005 das Verdienstkreuz am Bande des Verdienstordens der Bundesrepublik Deutschland.

Christiane Weißenberger arbeitet als Diätassistentin und Diabetesassistentin DDG in einer diabetologischen Schwerpunktpraxis in Würzburg. Vor ihrer Ausbildung zur Diätassistentin an der Universitätsklinik Würzburg absolvierte die bekannte Buchautorin eine Ausbildung zur Hauswirtschafterin. Sie hat sich auf die Beratung von Diabetikern und Menschen, die unter Stoffwechselstörungen – wie auch Hyperurikämie und Gicht – leiden, spezialisiert. Außerdem führt sie Adipositasschulungen und Lehrküchenveranstaltungen durch. Zusammen mit Sven-David Müller-Nothmann hat sie bereits mehrere Ratgeber-Kochbücher geschrieben.

Register

Alkoholfreie Drinks 109
Apfelbuttermilch 132

Ballaststoffe 20
Bandnudeln mit Zucchini und Heilbutt 102
Bayerischer Camembert 72
Beilagen 81
Blutzucker 14, 20
BMI 17
Brotbeläge 61
Bruschetta mit Rucola 75

Chinakohl in Orangensoße 64
Chrom 27

Desserts 109
Diabetes mellitus Typ 1 11
Diabetes mellitus Typ 2 11
Diabetes, Volkskrankheit 11
Diabetiker, Unterschiede in der Ernährung 19

Eiweiß 26
Essen und trinken 17
Exotischer Obstsalat 38

Feldsalat mit Champignons und Hummerkrabben 65
Fett 26
Fischfilet aus dem Backofen 105
Fischgerichte 91
Fitness-Frühstück 42
Fleischgerichte 91
Frischer Obstsalat 44
Frischkäsetorte 122
Frischkornmüsli 40
Frühstücke 37

Gebäck 109
Gedeckter Apfelkuchen nach Wiener Art 110
Geflügel-Gemüse-Pfanne 92
Gefüllter Bratapfel 126
Gemischter Salat mit Senf-Sahnesoße 62
Gemüsenudeln 84
Gemüsereis 90
GLYX 24
Griechische Reispfanne 86
Griechisches Gurkenjoghurt „Zaziki" 74

Haferflockenmüsli 41
Hähnchengeschnetzeltes mit Steinpilz-Soße 95
Heidelbeermilch 134
Holsteiner Schlemmersuppe 48

Insulin 14

Johannisbeer-Shake 133

Kalbsmedaillons mit Frühlingsgemüse 98
Karotten-Apfel-Rohkost 70
Karotten-Kartoffel-Püree 88
Käse-Birnen-Brot 76
Käsekuchen mit Kirschschicht 113
Kohlenhydrate 19, 20, 24
Krabben auf Fenchelsalat 68
Kräuterfrischkäse 80

Lachs in Kresse-Rahm-Soße 104

Makkaroni mit Spinat, Fleischbällchen und Mozzarella 96
Mandarinen-Nusstorte 118
Mandelschnecken 114
Mandeltorte mit Äpfeln 120

Mediterraner Linseneintopf 54
Milch-Gletscher 130
Musterpläne 35

Nudeln mit Fleischtomaten 82
Nusskuchen 112

Pikanter Rohkostteller 66

Rehrücken mit Pfifferlingen
und Spätzle 100
Rettichsalat mit Tomaten
und Gurke 71
Rotbarschfilet auf Dillgurken 106
Rotkohlsalat mit Apfel 68

Salate 61
Schnitzel Utrechter Art 94
Schokotörtchen 124
Schollenfilet-Gratin 108
Schwangerschaftsdiabetes 12
Senfsoße 60
Sonntagsfrühstück 46
Soßen 47
Stachelbeergrütze 129
Steckrübeneintopf 50
Suppen 47
Süßsaure Soße 57
Süßstoffe 25

Therapie 15
Tipps für das tägliche Leben 29
Tomaten-Basilikum-Brot 78
Tomaten-Kartoffel-Minestrone 52
Tomaten-Orangen-Soße 58
Trinken 28

Übergewicht 17, 18

Vegetarische Hauptgerichte 81
Vollkornbaguette 128
Vollkornmüsli mit Früchten 43

Würzige Tomatengrillsoße 56

Zink 27
Zitronen-Biskuit-Rolle 116
Zucker 21
Zuckerarten 22

Sven-David Müller • Katrin Raschke

Das Kalorien-Nährwert-Lexikon

2., überarbeitete Auflage

2004. 208 Seiten, 15,5 x 21,0 cm, kartoniert
ISBN 978-3-89993-509-7
€ 12,90/sFr 21,90

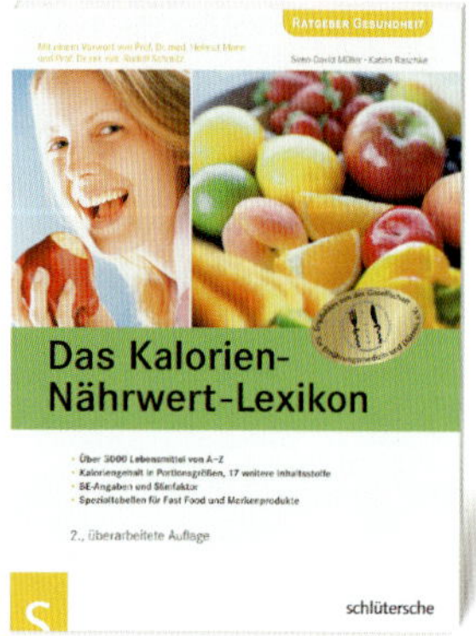

„Ballaststoffe, Eiweiß, Vitamine, Minerale … Wie viele brauchen wir für unsere tägliche Ernährung? Das ‚Kalorien-Nährwert-Lexikon' enthält neben den Zahlenwerten eine sehr übersichtliche, farbige Bewertung der einzelnen Nährstoffe." *Frau mit Herz*

„Unschlagbar praktisch ist, dass über 3000 Lebensmittel im Lexikon alphabetisch aufgelistet sind und mühsames Suchen entfällt." *Natur-Heilkunde Journal*

Sven-David Müller • Prof. Dr. Michael Vogt
Doreen Nothmann

Moderne Ernährungsmärchen

2., aktualisierte und erweiterte Auflage

2007. 160 Seiten, ca. 110 Farbfotos, 15,5 x 21,0 cm, kartoniert
ISBN 978-3-89993-524-0
€ 12,90/sFr 21,90

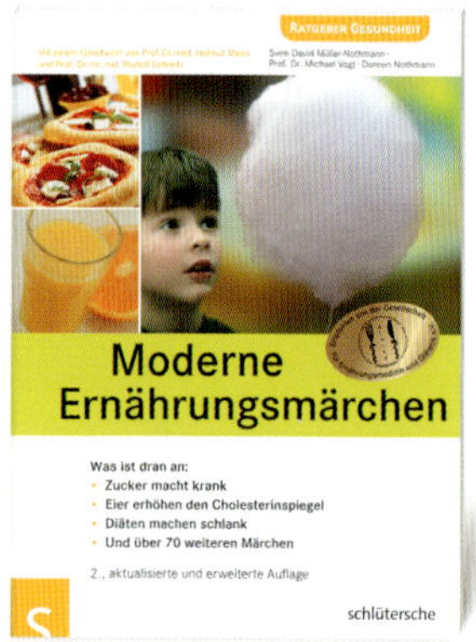

„Unterhaltsam spannend geschrieben. Als Orientierungshilfe bietet das Buch neben der aktuellen Ernährungspyramide auch Regeln zur gesunden Ernährung und listet die Top-Vitaminspender auf." *Bad Doberaner Anzeiger*

„Dieses Buch analysiert bekannte, aber oft falsche Ernährungsweisheiten wie z. B. ‚Schokolade macht dick' oder ‚Spinat darf man nicht aufwärmen'. Der Ratgeber gibt tolle Tipps für eine gesunde Ernährung." *LAURA*

Sven-David Müller

Die Müller-Diät

Dauerhafte Ernährungsumstellung für die Idealfigur

2005. 128 Seiten, 63 Abbildungen, 15,5 x 21,0 cm, kartoniert
ISBN 978-3-89993-504-7
€ 12,90/sFr 21,90

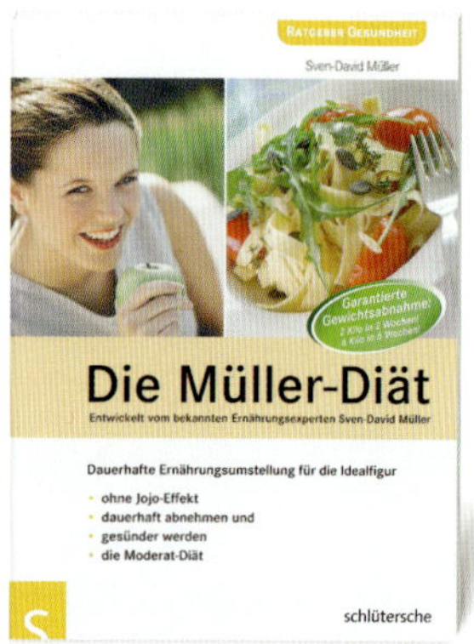

Die Müller-Diät setzt auf die richtige Mischung und Auswahl der verschiedenen Lebensmittel. Nichts ist grundsätzlich verboten. Es gibt Deftiges und Süßes zu jeder Mahlzeit, so dass sie dauerhaft sättigt und zufrieden macht.

Stand März 2007. Änderungen vorbehalten.

schlütersche